《内经知要》二十七讲

领你轻松步入中医之门

樊正伦 主讲

池晓玲 主编

U0105166

全国百佳图书出版单位

中国中医药出版社

·北京·

图书在版编目（CIP）数据

《内经知要》二十七讲：领你轻松步入中医之门 / 池晓玲主编 . — 北京：中国中医药出版社，2023.2（2023.8 重印）

ISBN 978-7-5132-7900-0

Ⅰ . ①内…　Ⅱ . ①池…　Ⅲ . ①《内经》—分类—汇编　Ⅳ . ① R221.3

中国版本图书馆 CIP 数据核字（2022）第 257005 号

中国中医药出版社出版

北京经济技术开发区科创十三街 31 号院二区 8 号楼

邮政编码　100176

传真　010-64405721

天津图文方嘉印刷有限公司印刷

各地新华书店经销

开本 787×1092　1/16　印张 15.75　彩插 0.5　字数 227 千字

2023 年 2 月第 1 版　2023 年 8 月第 2 次印刷

书号　ISBN 978 – 7 – 5132 – 7900 – 0

定价　69.00 元

网址　www.cptcm.com

服 务 热 线　010-64405510

购 书 热 线　010-89535836

维 权 打 假　010-64405753

微信服务号　zgzyycbs

微商城网址　https://kdt.im/LIdUGr

官 方 微 博　http://e.weibo.com/cptcm

天猫旗舰店网址　https://zgzyycbs.tmall.com

如有印装质量问题请与本社出版部联系（010-64405510）

本书编委会

主　讲　樊正伦

主　编　池晓玲

副主编　谢玉宝　萧焕明

编　委　施梅姐　蔡高术　黎　胜　张朝臻　韩艺瑜

内容提要

《〈内经知要〉二十七讲——领你轻松步入中医之门》主要根据 1999 年樊正伦先生在北京医科大学为来自北京大学、清华大学、北京医科大学的本科生、硕士生、博士生等对《内经知要》所做的妙语连珠、博古通今的讲解录音，并结合编者多年来跟师樊先生学习所得整理而成。内容包括《内经知要》8 篇的全文讲解和提问答疑。樊先生在对《内经知要》的重点和难点内容进行阐述的同时，还结合日常生活中的实例、道理、临床验案等诠释了《黄帝内经》的主要思想，深入浅出地传授中医学的基本理论及基本方法，使深奥的中医道理变得有趣而且通俗易懂，让广大读者深切感受和领悟中医学的独特魅力及中医文化的博大精深，更容易理解中医、学习中医，更好地学习《黄帝内经》。

本书比较系统地反映出樊正伦先生研究《内经》的主要方法、成果和学术观点，最大限度地体现了樊先生的授课思路及语言风格，在一定程度上也可视为反映樊先生独特学术思想的专著。适合中医院校师生、中医爱好者、中医初学者、中医及中西医结合临床工作者阅读参考。

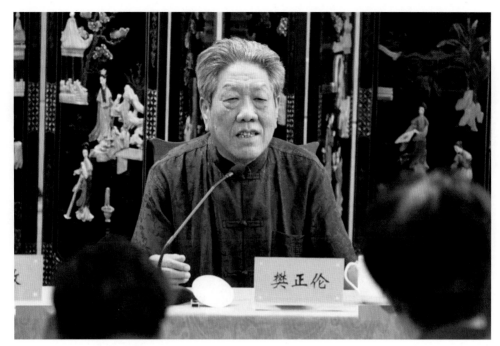

樊正伦教授在北京平心堂中医门诊部年终总结会上发言

主讲者　樊正伦

　　著名中医学家。曾任中国中医药出版社古籍编辑室主任，现任北京崔月犁传统医学研究中心研究员，北京平心堂中医门诊部业务负责人，广东省中医院中医药学术继承人指导专家，国家中医养生专家委员会委员。2006年获全国"首届中医药传承特别贡献奖"，连续七届获"月犁传统中医奖"。

　　具有深厚的中医文化及理论修养，数十年来广泛涉猎和研读历代中医典籍，对中医经典之作精熟于心，先后主持编辑《明清中医名著丛刊》《明清名医全书大成》《明清中医临证小丛书》等古典中医学著作。从事中医药临床与研究50余年，充分领悟古来医圣之道术，始终坚持中医临床诊疗，在多种疑难病证的预防和治疗方面，具有丰富的经验和良好的疗效，获得广大患者的高度评价和普遍欢迎。

编写说明

————————— ✿ —————————

　　《黄帝内经》包括《素问》《灵枢》两书，一向被认为是中医学的古典要籍，是中医学的必读经典。但因其卷帙浩繁，头绪太多，非贯穿考索，很难得其究竟，而且其中病证脉候、脏腑经络等杂见错出，致使读者"罔弗望涯而退"。有鉴于此，清代医家李中梓本着《灵枢·九针十二原》《素问·至真要大论》《素问·六元正纪大论》各篇"知其要者，一言而终；不知其要，流散无穷"的原则，从《黄帝内经》中选录切于实用的重要内容，分为道生、阴阳、色诊、脉诊、藏象、经络、治则、病能等八篇，并加注阐释、校勘而成《内经知要》，其内容简要，条理较清，大致概括了中医基础理论，流传广泛。虽经历数百年之久，但因为它由博返约，便于研读，始终被中医学界推崇为明清以来影响最大的《黄帝内经》入门读本，也是近现代以来众多名老中医如秦伯未、任应秋、郭霭春等极力推荐的中医入门必读书籍。

　　然而，李中梓毕竟是古人，其所著《内经知要》虽较前人晓畅，但核其细节，仍间有不及，并且注解亦不够通俗，在很大程度上阻碍了医者、中医初学者及中医爱好者的阅读、研习。著名中医学家樊正伦先生博览中医典籍，对中医经典之作精熟于心，并充分领悟古代医学圣贤之道术，广泛淬取近代名家之精华，具有丰富的临床经验和生活阅历。1999年樊先生在北京医科大学为来自北京大学、清华大学、北京医科大学的本科生、硕士生、博士生等讲解了《内经知要》。其讲解内容博古通今，深入浅出，妙语连珠，通俗易懂，深受听者好评。樊先生在讲解过程中，对《内经知要》的阴阳篇及藏象篇等涉及中医基本理论的重要内容使用了较大篇幅进行论述，而对偏临床实践的篇章，如色诊篇、脉诊篇、病能篇等，则是提纲挈领，讲述了其中的重点和部分难点内容。本书主要根据此次讲座录音整理而成，也适当融入了编者在多年跟师学习过程中所获得的樊先生对《黄帝内经》相关条文的解读及临床运用经验等内容。在整理过程中，编者将色诊篇、脉诊篇的内容合并为诊法篇，以更好地阐述中医诊断的内容。

本书所载的古籍原文部分，主要以人民卫生出版社出版的《内经知要》（1963年）、《内经知要浅解》（1957年）、《黄帝内经素问》（1963年）、《灵枢经》（1963年）等为底本，并根据樊正伦先生讲课时提及的文、句、字等内容做了重新校勘，务求原文在以上版本的基础上更加准确。

本书以《内经知要》原有的文献结构为线索进行整理，樊先生在对《内经知要》经文的重点和难点进行阐述的同时，更是结合日常生活中的例子、道理，以及临床验案等做了深入浅出的诠释，使深奥的中医道理变得有趣而且通俗易懂。此外，在整理的过程中，最大限度地保留了樊先生的授课思路及语言风格，紧密围绕原著又高于原著，并且充分体现了樊先生的学术思想和经验。

限于编者的水平和能力，难免有疏漏或错误之处，敬请聆听过樊正伦先生讲课的学长、同仁和其他同学补充或批评指正！

本书编委会

2022年9月

目录

引子　中医启蒙之书——《内经知要》

在中医这么多古籍、这么多著作里，要想以最快的速度进入中医大夫的角色，《内经知要》是一本很好的书。它把《黄帝内经》（以下简称《内经》）162篇，包括《灵枢经》的内容高度精选。因为《内经》时代久远，内容又非常繁杂，恐怕很多人学了一辈子中医，真正把《内经》从头到尾都读过的人不多，实际上更多的是临床大夫在临床过程中需要应用《内经》的思想。写这本书的人是明代的一个著名医家李中梓，他为了带学生，就编了这本书，而给这本书做浅解的是我国近代的名医秦伯未，他原来是北京中医学院（今北京中医药大学）的院长，写了一本《内经知要浅解》，他在书中又用了比较通俗的语言，为我们做了解释，所以我觉得这对于中医初学者是一本好书。我自己学中医，也曾反复读这本《内经知要》，我的中医启蒙书也是这本书，所以把这本书推荐给大家。

古人讲的很多东西都不容易懂。如果你读一本书，读了半天而不知所云，不知道它在说什么，那你最好就暂时把它放在一边。这中间不外乎两个原因：一个是你的学识不够，一个是它本来就没讲明白。我想我们中国传统文化以及古代文献中有很多内容都存在这个问题，所以咱们既不要诽谤古人，也不要看轻自己。我为什么给大家选了这本《内经知要浅解》呢？因为我觉得秦老用很通俗的语言把《内经》里边很多基本道理讲给大家听。而我现在想把我认为应该了解的，或者是秦老在某些问题上可能还没有说透彻的，或者是我对这个问题还有一些新的体会跟大家讲一讲。此外，秦老在《内经知要浅解》前言中的一句话，我觉得对我们学习很有帮助。他说："本人认为学习的关键，首先对《内经》的学术思想要明确，名词方面不要模糊；其次，分别哪些部分要熟记，哪些部分只需了解大意，等到学完以后，再来一次复习。这种复习，是没有限制的。在学习《神农本草经》和《伤寒论》的时候，还是要回过头来复习。因为中医中药的理论体系只有一个，只有反复地研究，才能融会贯通。这是学习中医所有古典著作的总的精神了。"这就是所谓的"书读百遍，其义自见"。

道生篇

第一讲 远离疾病的总原则

一、循天之道以养其身，谓之道

《内经知要》这部书的第一个内容是"道生"。

"道生"，后世也称为"摄生"，就是养生的意思。如果让我选择这两个词哪个更好的话，我还是选择道生。摄生，严格来讲是一种调摄的办法，在现代的汉语中解释为"养生"。"养生"是什么呢？是通过自身调养，使你达到长生的目的。而我更欣赏"道生"这个含义。什么叫道呢？"一阴一阳谓之道。"人禀天地之气生，法四时而成，所谓的"道生"，即是你的一切养生如果符合了人与自然的这个大规律，符合了这个"道"，那么你自然就会长生。"摄"呢，更多的是讲你自己去调摄、调养；"道生"更讲究的是顺应自然，就是你别去创造什么，今天你去甩甩手，明天又去爬爬山，甩手和爬山虽然都是养生方法，但得看它合不合道。什么是"道"呢？我觉得啊，四时是道，人的基本规律也是道。有一位老太太，我跟她非常熟，她活到94岁。年轻时她就爱打麻将，只要一打麻将，她那个精气神就全来了，而如果你要让她自己在家待着，说你老人家养一养吧！那她马上就又咳嗽又气喘，什么毛病都出来了。这是什么道理呢？我们每一个人从一生下来到50岁以前，已经形成了自己的一个生活规律。很多学子每天晚上11点以前根本睡不着，你让他睡也白搭，而早上7点不想起床，得8点以后起来才觉得精神爽。这就是人自身在自然这个道的基础上已经形成了自己的一种道。那么什么叫养生呢？你说人家天天早上5点起床，你也就跟着天天5点起床。如果你年轻的时候，已经习惯每天早上5点起床跑步，跑到7点，那你跑到80岁都没关系。但如果你五六十岁前，都是早上8点才起床，突然间说我退休了，得5点钟就起床，那肯定三天两头就得上医院。看似这也是在"摄"，但因为是按人家的方法养生，违背了你的道，违背了你的规律，所以就要出问题。因此，我觉得"道生"比"摄生"更能反映我们古人的养生思想。

二、虚邪贼风，避之有时

《内经知要》第一段里提到一个问题，说："虚邪贼风，避之有时；恬惔虚无，真气从之；精神内守，病安从来？"这句话具体的语义和词解，秦老已经做了基本的解释。我想从整个中医学的层面上去谈一下对这句话的认识。尽管这是养生的道理，但我认为每一个愿意学习中医的人，都应该牢记在心。为什么呢？因为这句话不单单是养生的一个基本道理，它同样是中医医生在分析疾病和判断疾病时的一个重要手段。

中医从来没有把人看作是一个孤立的人，而是把人放在了自然这个大圈里，强调人和自然的相互关系。中医认为，人是天地的产物，人禀阴阳之气而生，法四时而成，是自然界的一个产物，是地球上特有的一种生命，而且是自然界中最高级的生物，他和自然的关系是休戚相关的。中医学正是从自然这个角度讲"虚邪贼风，避之有时"。什么是虚邪贼风呢？古人做了很多解释，我们就用最通俗的话来讲吧：春天温暖的时候，刮来的应该是东风，如果这时候刮的是西风，恐怕就是"在其时而无其气"。因为，本来春天的东风可以使万物生长，但如果此时刮的是那种杀厉之风，那恐怕就应该是致病的因子了，就不是和风，而是邪风。夏天，树上的树叶都生长出来了，整个季节都处在向上生长的过程，那么这时候应该刮南方温和的风，但如果这时刮的是北方凛冽的风，"在其时而非其气"，人就要得病了。古时候，人们既无空调，也无暖气，就得跟着自然走。因此，在不同的季节里就应该有不同的气候变化，假如没有了这个变化，或者是违背了这个规律的时候，中医就叫"虚邪贼风"。这种风，你要及时地回避，这是古人的一种养生观。

　　结合我们现在，自然界的风越来越少，而人类的风却越来越多。夏天，本来是应该热的时候，但人们唯恐不冷，一到夏天就用空调，于是就看到很多空调病，我想这就属于"虚邪贼风"的范畴。又如，为什么我们临床所用叶的药大都要夏天采，而用根的药则要冬天采呢？这是因为夏天草药的营养成分全到了外面的枝叶上，而根上基本就没有什么了，所以你夏天采的人参还不如萝卜，就是这个道理啊！只有早春和晚秋采的人参质量才好，才有作用。人和自然是统一的整体，夏天人的气血也全到外面来了，而内里就显得相对不足。就如人们所说的苦夏，一到夏天就不想吃饭。其实你并没病，主要是你气血不在里边，你里边脾胃的运化功能处在一种相对缺血的状态，你的气血都出来了，所以你见什么都觉得腻，不想吃。那么，这时候人的毛孔就处在一种开放的状态，这种开放有两个作用：一个是毛孔开放，气血到了四肢，有助于四肢的正常运动；二是毛孔开放出汗，把身体内多余的东西通过汗液从毛孔排出来。如果这时候你偏要反其道而行，吹空调，让毛孔处于一种闭藏的状态，你想能不得病吗？

　　反之，秋冬季节，人的气血全到里面去了，外面就处在一种相对不足的状态。内里气血非常充盈，能够处在一种调和的状态，所以冬天除非吃了那些腐败不洁食物，或感受"非其时之气"，否则很少有人闹肚子。这说明，人和自然是一个统一的整体。

　　中医所说的"风、寒、暑、湿、燥、火"，讲的都是自然界的异常气候变化或者是正常的气候变化在不同季节中所反映出的不同状态。从养生的角度讲，是"虚邪贼风，避之有时"；而从医生的角度讲，看病时首先辨别是外感还是内伤。什么叫外感？如果风、寒、暑、湿、燥、火侵袭了人体，使得人体的内部处在一种不平衡的状态，那就是感受了外邪。因此，患者来了，你首先应该想到现在是秋天还是春天，是夏天还是冬天！风、寒、暑、湿、燥、火既是自然气候的正常变化规律，而当它失调的时候又是致病的因素。你应该站在这个角度上来看这种自然界正常的气候变化或者不正常的气候变化对患者有没有影响，他是不是做到了"虚邪贼风，避之有时"。

三、恬惔虚无，真气从之

　　第二句话是"恬惔虚无，真气从之"。很多人一听到"恬惔虚无"，往往会联想到道家老子说的"无为而无不为"，错误地理解为什么事都不做就什么事都成了。如果这样理解的话，那实实在在把老子的思想庸俗化了。老子所说的"无为而无不为"实则为"无妄为则无不为"！什么是"无妄为"呢？老子讲"道生一，一生二，二生三，三生万物"。道是规律，你研究任何事物，如果沿着这个事物本身固有的规律去做的话，就叫"无妄为"。你只有按照这个规律，顺应这个规律，才能达到治理天下的目的。这才是老子真正的思想。

　　所以，"恬惔虚无"不是要求你天天坐着，什么事都不想，而是学生就得读书，医生就得看病，搞研究的人就得好好研究。但不管你是学生也好，医生、研究员也罢，只要你作为一个人，"喜、怒、忧、思、悲、恐、惊"，中医所说的这种七情你都要有的，并且这七种情感的变化都是不可避免的。比如你是一个学习成绩不太好的学生，平时父母老是唠叨，你会生气；临高考时，你会害怕；考上了，你会特别高兴。"喜、怒、忧、思、悲、恐、惊"七情变化反映了人作为一个个体在社会上由于周围环境的种种变化而产生的心理影响。这七种变化虽然是正常的，但如果过度了，它就变成了致病因素。这里说的"恬惔虚无"，我认为就是不要让七情的变化过度，要把它控制在一定的程度中。

　　今天上午门诊，我看了一个刚从德国回来的患者，他得了什么病呢？老打嗝，饿了也打嗝，饱了也打嗝，搓手也打嗝，捏胳膊也打嗝。他在德国做了检查，德国医生说他这个打嗝是由于贲门口不关闭，气就老往上跑，所以给他的药就是闭锁贲门的。他吃了药后，就觉得打嗝好一点，不吃就打得厉害。他问我怎么回事，我说这个病的产生绝对不是饮食饥饱的问题。中医认为，胃气以降为顺，打嗝是胃气不降，老是往上升的缘故。这个病的病位在膈，病变的关键脏腑在胃，但是与肝脾密切相关，与情志密切相关。

他跟我讲了他的病史。幼年时，他有一个哥哥突然间因车祸去世了，然后他妈妈精神出现了异常，经常对他发脾气。他天天都得哄着他妈妈，逗他妈妈开心，所以从十几岁开始就老打嗝。我说这就对了。中医认为，肝气主疏泄，脾气主运化，你老是忧心忡忡，抑郁伤肝，忧思伤脾，肝气老处在一种郁滞的状态，脾气的运化功能失常。人的胃气以降为顺，刚吃东西的时候，贲门是开着的，吃饱饭以后，幽门应该打开，贲门应该关闭。肝气如果长期处在一种郁滞的状态，肝气就会夹胃气往上升，再加上脾气不升，胃气就难以下降，胃气上逆动膈，就会出现老打嗝的临床表现。你要是长期打嗝，贲门可不就闭锁不全了吗？西医给你的药就是收缩贲门，中医治疗则要疏肝气、健脾气、和胃气。他说除了老打嗝以外，肠道菌群也出现紊乱了，长期大便秘结，并且还有痔疮。我说那就更对了。你那点气全从上面出来了，气以通为顺，胃气应该往下走，现在你是肝气夹胃气上升，脾气不升，你这中间的气，这边通了，那边却不通，下面肠道能通吗？吃进去的东西在脾胃这里不能很好地进行运化，时间长了，肠道菌群不就紊乱了吗？由于你的气机清者升不上来，浊者降不下去，胃气以降为顺，你不让它降，你天天让它升，降的胃气少了，自然就造成你的肠道运转不利，最终就会表现为大便秘结，甚至痔疮。

这个病例使我想到咱们今天说的"恬惔虚无，真气从之"。治疗这个病，除了用中药进行调肝、和胃、健脾外，最好的办法就是勤动脑体不动心，一定要调整自己的心态，确确实实把自己放到一种勤动脑体不动心的状态。白天你该处理什么事情的时候，你就认认真真地处理；晚上躺在床上的时候你敢与天地共存、日月同辉，坦坦荡荡的就可以了，别天天躺在床上还在到处算计。中医认为，打嗝和反胃是相关的，你这个胃气如果老是上逆，贲门老处在开放的状态，时间一长，幽门可就快出现闭合的状态了，到那个时候恐怕就不只是肠道菌群紊乱的问题了。

这个病例说明了什么呢？七情虽然是我们每一个人的正常心理反应，但一定要勤动脑体不动心。你考研究生也好，你考博士也罢，你出国也罢，脑体一定要动，不动就容易生锈。人真正难受的是什么呢？"喜伤心，怒伤肝，忧思伤脾，悲伤肺，恐伤肾"，当出现这些不正常状态的时候，一定会对你脏腑功能产生影响。这个时候，你一定要"恬惔虚无，真气从之"，你要把自己的心情调回到一种很平静的状态，机体的气血就会正常地回流，才不至发展成病态。所以对"恬惔虚无，真气从之"这句话，我想应该从这些方面来理解。

四、精神内守，病安从来

在最后一句话"精神内守，病安从来"中，我们要注意"精"和"神"这两个概念，如果把"精"看作是有形的话，那"神"就是无形的。这句话是顺接上面的，如果你真正使得自己处在一个与自然很和谐，与社会很和谐的状态，那么你的精和神都会处在一个很平静的状态，那你就可能按你爸爸妈妈给你的天赋，完成"生、长、壮、老、已"的这么一个生命全过程。我们通常会说"颐养天年"，这个"天年"，古人认为就是你爸爸妈妈给的寿命，古人告诫我们要节约地使用它，因为等到精气全耗尽的那一天，你恐怕就走了。这里讲"精神内守，病安从来"，是指如果你把自己的身心状态能调整到这么一种和谐状态的时候，可能你对疾病的抵抗能力就很强了，疾病找到你的机会就少了，那你的这个元气所保存的时间和使用的时间就能相对延长。

上面这三句话，对每一个人来讲是一种养生的手段，而对医生来讲又是一种治病最基本的方法。中医看病，绝不是看你是肺结核，还是肝炎，或是感冒什么的，他首先要分辨你是外感还是内伤。金元医家李东垣写了一本《内外伤辨惑论》，他在这本书中非常具体地阐述了人在内伤的时候和外感的时候分别会有什么不同的反应。比如手心热的人多属内伤，手背热的人多属外感；左手脉大属内伤，右手脉大属外感。这些都是古人积累的经验。现在很多中医大夫看病：患者一来，就会问你得过什么病啊，你是不是肝炎啊，你去化验化验吧，这种整个思维就离开了中医的"形神观"。正因为缺少了中医"形神观"，这样的中医大夫往往分不清外感风、寒、暑、湿、燥、火各有哪些不同的特点，也不清楚喜、怒、忧、思、悲、恐、惊伤了脏腑以后，机体正气又将处在一种什么样的状态，所以面对临床上患者出现的很多问题也就不知道应该怎样处理。由于他的检查结果是以西医学的什么肝炎、肺结核为指标，所以在选用药物的时候，其思路就是哪个中药可以抗肝炎病毒，哪个中药可以抗结核，完全是用现代药理学的理论来指导临床。因此，作为一名中医大夫，刚才说的那三句话不只是要背下来，而且还要深深地印在脑海里，时刻用于指导临床。

此外，中医看病除了辨外感或内伤，还要看到天气的变化，要重视疾病发生的季节有没有特殊的变化，就诊时是处在秋天还是春天。春夏养阳，秋冬养阴，你在选用食物和药物的时候，春天和夏天一定要有助于阳气的升发，秋天和冬天一定要有助于阳气的闭藏。同时，还应该关注患者目前所处的状态。比方说一个中学生来看病，你得问他是否刚参加完高考，这个人最近的心情是否特别高兴或是特别不高兴。这些看似和疾病完全没有关系的问题，在中医大夫面前全是诊断或治疗的突破口。

五、法无定法，因人而异；理有常理，顺应自然

《素问·上古天真论》曰："有真人者，提挈天地，把握阴阳，呼吸精气，独立守神，肌肉若一，故能寿敝天地，无有终时，此其道生。有至人者，淳德全道，和于阴阳，调于四时，去世离俗，积精全神，游行天地之间，视听八远之外，此盖益其寿命而强者也，亦归于真人。有圣人者，处天地之和，从八风之理，适嗜欲于世俗之间，无恚嗔之心，行不欲离于世，被服章，举不欲观于俗，外不劳形于事，内无思想之患，以恬愉为务，以自得为功，形体不敝，精神不散，亦可以百数。有贤人者，法则天地，象似日月，辨列星辰，逆从阴阳，分别

四时，将从上古合同于道，亦可使益寿而有极时。"

这一段话，讲了四种人的养生手段。第一种是真人，第二种是至人，第三种是圣人，第四种是贤人。这四句话把四种人的养生手段说的很深，并且列举了"提挈天地，把握阴阳，呼吸精气"等，这反映了我们古代对很多问题的一种深刻认识。我认为，现代人能成为贤人就已经很不错了。自古以来，圣人很少，孔子是圣人，老子还不敢说是圣人，真人和至人恐怕就更少了。贤人已经很不简单了，"法则天地，象似日月，辨列星辰，逆从阴阳，分别四时"，讲的是要顺从这个自然的规律。道家认为，凡人都是顺着这个自然规律走的，而得道之人或者说神，却要逆着这个自然规律去走，这才是修炼。我们现代人到现在为止，连顺这个自然规律都还没顺好，更谈不上逆自然规律了，所以我们还是应该先顺着自然规律，如果哪天真的能感悟到了，从"顺"里边感悟到"逆"的时候，再去谈修道。

这段话告诉我们一个道理：人是自然的产物，我们一定要认认真真地去顺应自然。如果你违背了这个自然的规律，就必然要受到自然的惩罚。很多伟大的科学家，不管是物理学家也好，还是化学家也好，他们到晚年的时候都会说：我没有创造规律，我只是发现了某一种规律，只是把某个规律揭示出来了，也就做了这点贡献而已。所以我觉得对于搞科学研究的人来说，千万别天天去想我一定要发明什么，而是应该去发现事物中具有的某个规律，把这个规律揭示出来。我们体会这一段话时，要掌握一个基本的思想：人禀天地之气而生，法四时而成。如果你按照这么一个正常的规律去养生，你就有可能往贤人、圣人、至人或真人的方向去修炼了。明代医家李中梓说得非常好："贤人者，精于医道者也。法天地阴阳之理，行针砭药石之术，智者能调五脏，斯人是已。"他说医生是贤人，是能够对阴阳有所认识，而且顺应这个规律去给别人治病的人。

六、因人之序，合乎自然

上面两部分都是节选自《上古天真论》，下面接着是《四气调神大论》。《四气调神大论》非常形象地从"春夏秋冬"四时来介绍中医是如何养生的。它首先讲到了春天万物处在一种什么样的状态，人从起居到情志等应该采取什么样的措施。如："春三月，此谓发陈。天地俱生，万物以荣，夜卧早起，广步于庭，被发缓形，以使志生；生而勿杀，予而勿夺，赏而勿罚。此春气之应，养生之道也。"这里讲了我们在春天自然气候的变化里，应该怎样使自己的饮食起居处在一种顺应春天升发的状态。这段经文从正面去阐述之后，紧跟着就提出："逆之则伤肝，夏为寒变，奉长者少。"春生、夏长、秋收、冬藏，这是一年四季世间万物的基本规律。所以在春天和夏天，中医非常强调人体阳气的升发，秋天和冬天则强调阳气的闭藏。我们国家大部分地区处于温带，温带气候的特点是四季分明，这与中医阳气变化的基本规律吻合。因此，在春夏的时候，由于天气和地气都处在一种升发的状态，处在天地气交之中的人的一切行动都要有助于阳气的升发，都要有助于体内气血从里向外走，都要有助于将体内代谢的东西更多地排出去，这样才是春夏的养生之道。

在秋冬的时候，自然界都处在萧条闭藏的这么一种状态。现在正处秋冬季节，前两天我特别留意了一下，万物都在变化。我每天上班必经的一条街上全是柿子树，今年 10 月 24 日是霜降，在 10 月 24 日前一个星期，那条街上柿子树的叶子全是绿色的，等到 10 月 25 日星期一上班的时候，所有柿子树的叶子一片火红。这说明了什么呢？自然界的反应是非常透彻的，它的这种肃杀、收敛之气是不以我们个人的感觉来变化的。所以到了秋冬这种闭藏的季节，必须要注意养收气、养藏气，如果反其道而行之，那恐怕就容易得病了。平常如果细心观察，会发现北京的许多老百姓爱住平房，为什么呢？因为平房得的是土气，人是得土气而生的，人住在平房里，能很好地感受到一年四季春生、夏长、秋收、冬藏的不同状态。如果人住在楼房，特别是住在 10 层楼以上，因为全是水泥钢筋相隔，能感受到的只有天气而没有土气。

由此可见，春生、夏长、秋收、冬藏这些不同的状态绝对不是谁胡乱编出来的，而是我们的祖先在长期实践中切切实实地感受到的。

"人禀天地之气生，四时之法成。"所以《四气调神大论》里这段经文就要求人要顺应自然界的这种变化规律，如果违反了这种规律则容易出问题。如在春天，"逆之则伤肝"。春天本来是春气应该升发的时候，如果不让春气升发，反而天天让春气去收敛，那夏天就不会生长了。因为只要有春天的升发，才会有夏天的生长。如果春天逆了肝气，不注意肝气的升发，等到了夏天就没有足够的力量去生长。

常常有许多慢性病的患者朋友问我关于养生的问题，我会根据春生、夏长、秋收、冬藏的自然界规律，在不同的季节给出不同的建议。春天的时候，我会推荐很多朋友使用乌鸡白凤丸，至少用两个月。许多女同志都知道，乌鸡白凤丸是治疗妇科病的常用药，它具有养血、理气的作用，因为女同志以血为主，所以中医大夫在治疗妇科疾病的时候，尤其是血虚、肝气不舒的时候，常常使用乌鸡白凤丸。乌鸡白凤丸，尤其是同仁堂的乌鸡白凤丸，它除去用乌鸡、当归这一类养血的药以外，还使用了青蒿或者柴胡，主要是取其春生之气，使得在养血的基础上更有助于阳气的升发。

夏天的时候，因为人的气血都到了外面来了，"汗为心之液""夺血者无汗，夺汗者无血"。这个时候，我会推荐朋友们使用生脉饮——人参、麦冬、五味子。在《医方考》中对这个方有详细的论述："名曰生脉者，以脉得气则充，失气则弱，故名之。"夏天阳气容易耗散，汗出太多以后，人会感觉没有精神。为什么夏天要常服生脉饮呢？是为了助长气。因为夏天气血都到外面来了，内里非常不足，常服生脉饮，可以有效补充气血，内里就不会觉得空虚，人也不容易中暑！

秋天的时候，推荐多服秋梨膏。梨得天地之金气最重，梨开出的花就是白色的。秋梨膏，有助于肺气的收敛。现在正处于秋季，秋主燥，这个季节人们常常出现一种燥的感觉，尤其是老人和小孩或体质虚弱者，与年轻人相比，他们的自我调整能力相对较差，所以秋天的时候用点秋梨膏，可以很好地顺应秋气的收敛。

冬天是闭藏的季节，女同志推荐使用六味地黄丸，男同志推荐使用桂附八味丸。六味地黄丸三补三泻，它用熟地、山药、山萸肉来补肝、脾、肾、三焦，同时用丹皮、茯苓、泽泻这三味药进行泻。中医非常注重升降、补泻的平衡及制约，升者必要助以降，降者必要助以升，补的时候必要助以泻！只有处在这样一种均衡状态的时候，才能更好地发挥中药的作用，尤其是慢性病长期服用的中药。女同志以阴血为主，冬天使用六味地黄丸重在养阴！男同志以阳气为主，冬天寒邪伤人，损害的是人的阳气，这个时候用点桂附八味丸效果会比较好，它是在六味地黄丸的基础上加上了附子和肉桂这两味温阳药。

以上所说的这些四季的养生保健药物，都是传统的中药，这些中药不同于市面上的保健品。作为一名中医大夫，一定要明白"顺四时则生，逆四时则亡"的道理，并且在"春生、夏长、秋收、冬藏"这个基本规律的指导下，进行一年四季的养生保健。就如用乌鸡白凤丸助生气，用生脉饮助长气，用秋梨膏助秋气，用六味地黄丸或桂附八味丸助肾气闭藏。

此外，有很多家长经常问我，秋天小孩老咳嗽，怎样才能治好啊？我说秋天经常让小孩喝萝卜水就可以把咳嗽治好。为什么呢？因为萝卜是得金气长成的，既可降肺气，又有消食的作用。小孩子的疾病相对简单，他们没有那么多的七情疾病，除了外感就是饮食！所以治儿科疾病的时候，不用考虑那么多的七情因素！古人说："要想小孩安，常带三分饥与寒。"首先是饮食方面的问题。很多患者朋友会问平时需不需要忌口，我认为不管治什么病，如果你是成人的话，你想吃的那个绝对是你需要的，成人不需要谈忌口，只有小孩才谈得上忌口，特别强调吃东西要有节制。小孩是一种什么状态呢？小孩是一种稚阴稚阳的状态，脾胃很弱，自我调整能力又差，动不动就把东西吃得多了，运化不好，容易使食物在体内郁滞。中医认为，六郁皆可化火，因此容易产生内热。这种状态就如同肚子里有一盆100℃的热水，使得人的毛孔全张开了，对外界特别敏感，稍微受点寒气就容易感冒，这叫"外受风寒，内有郁热"。所以小孩子一得肺炎就烧得很高，在治疗的时候，要记住"肺与大肠相表里"，由于内里有郁热，用麻杏甘石汤的时候，一定要用点轻泻的药，内里郁热一撤，烧马上就会退下来！很多小孩发烧好几天，只要一烧就 40℃，并且一直都没大便，服完中药，只要大便一解，这个热就会退下去了，因为邪气有了去路！我举这个例子，也是为了说明中医看病的思路，必须要注重三因制宜——因时、因地、因人而异。大人和小孩、不同的季节、南方和北方，这些因素绝对不是可有可无，一定要培养这种三因制宜的思路，自觉地运用到临床中，绝对有好的效果！

　　另外是寒热的问题，小孩是纯阳之体，稍微冷一点，小孩不会冻着。因为寒的时候，机体是处在一种收闭的状态。小孩在母亲的肚子里，是一个恒温的环境，生下来以后，跟自然界会有一个适应及交流的过程，这其中就包括毛孔的开阖，这种开阖对小孩来说是一种很好的锻炼过程。正常的生理决定了毛孔应该是处在一种收闭的状态，稍微冷一点的环境正是能保证机体处在这样的状态中。但是，如果反其道而行之，你不让他经常处在一种收闭的状态，开阖过程掌握不好的时候，小孩子就容易感受外邪，容易得病。

　　《四气调神大论》的这段话，把春夏秋冬的特点及相关的养生保健等注意事项都讲到了。刚才也交代了四季养生方药的具体使用，因为这四个方药在不同的季节使用，基本符合圣人之道！有很多老年朋友用过之后，说这样养生挺好的！大家不妨一试！因为只有自己亲自去感受一下，才会有更多的体会！

第二讲　中医是一门调和的学问

一、天地交泰是万物自荣的基本条件

接下来是《四气调神大论》的内容：

"天气，清净光明者也，藏德不止，故不下也。天明则日月不明，邪害空窍，阳气者闭塞，地气者冒明，云雾不精，则上应白露不下。交通不表，万物命故不施，不施则名木多死。恶气不发，风雨不节，白露不下，则菀藁不荣。贼风数至，暴雨数起，天地四时不相保，与道相失，则未央绝灭。唯圣人从之，故身无奇病，万物不失，生气不竭。"

这一段主要是说明人要很好地适应四时的变化，不然就要影响身体健康；并着重指出，懂得养生道理，平时重视环境适应和精神调养，是预防疾病的关键。对于这段话，中医理论界有几个认识不同的地方，我觉得秦老所讲的基本观点还是比较明白的！这里边令人费解的是"天气清静光明者也"，这里应该在"天气"后面顿一下，即"天气，清静光明者也""藏德不止，故不下也"。下面讲："天明则日月不明，邪害空窍，阳气者闭塞，地气者冒明，云雾不精，则上应白露不下。交通不表，万物命故不施，不施则名木多死。恶气不发，风雨不节，白露不下，则菀藁不荣。贼风数至，暴雨数起，天地四时不相保，与道相失，则未央绝灭。"这主要讲了天和地之间的自然关系，并以此来说明人体的阳气和天气一样，既不能停滞，也不能发泄太过，否则功能障碍，一切疾病从而蜂起。

在中医学的理论里，有一个问题必须向大家说明白的，就是天为阳，地为阴，天和地之间如果没有处在一个"地气上为云，天气下为雨"这么一个交泰的状态，恐怕人类就不会产生！老子讲"道生一，一生二，二生三"，其中"三"

是什么？如果"一"是宇宙，"二"是天和地的话，那么"三"恐怕就是"运气"。运气是什么？运者，动也！就是地气必须升到天上，天气必须下降到地上，只有这么一种状态存在的时候，"三"才得以生啊！对于这个问题，我想我们只有从这个角度来认识，老子讲的"道生一，一生二，二生三"才不是空话。我常说火星上有"一"，跟地球一样，"二"也跟地球上一样，有天有地，但因为没有"三"，没有地气上升和天气下降的这么一个特定的运气状态，所以就不能在火星上产生像我们地球上一样的生物！另外只要有类似于地球这个环境的星球存在，那也就应该有类似于人类的生物存在。关于这一点，我们的祖先讲的非常清楚了，就是在这么一种天为阳、地为阴的状态中，阴气上升，阳气下降，阴阳交泰的这么一个局面，就形成"泰"卦。上为坤，下为乾，坤为地，乾为天，很多人可能会不理解，认为正常情况下地不是应该在下面，天不是应该在上面吗？如果你持这种观点，说明你只看到形，没有领悟到其中的"神"！《内经》讲的非常清楚："地气上为云，天气下为雨。"雨出天气，云出地气；云在天上但出于地气，雨在地下但出于天气。对于这个问题的认识，与我们理解"人中"的概念类似。这个地方之所以称之为"人中"，也是反映了人作为一个具有天地交泰这种特定状态的特点。人一共有九窍，上面孔窍全是双数，下面全是单数，跟泰卦完全一样，所以恰好在人中这个地方，是上面窍和下面窍的中间，因为地气上升，天气下降，阴阳交泰，人就处于清醒状态！昏厥的时候是处在一种什么状态呢？是地气不上升，天气不下降！所以在昏厥的时候往人中这里一扎（针刺），天气地气一交通，人就清醒了！可见，我们中国人的《易经》，特别是里面的卦象，法天、法地、法人，把天、地、人的这些变化高度地集中起来了！

　　《四气调神大论》里这段话的核心是要告诉我们：第一，如果天气不下降，地气不上升，阴阳不交泰的时候，"云雾不精，白露不下"。就是指天地处在这么一种不交状态的时候，自然界的一切生物都要受到极大的影响！对于人就更不用说了，因为人是天地的产物，如果天地处在天崩地裂、天地不交泰的状态，人自然也就活不下去了，因为赖以生存的那种环境已经没有了。

这里有一句话比较难理解，就是"天明则日月不明，邪害空窍，阳气者闭塞，地气者冒明"。可能大家会觉得天明了，怎么就日月不明啊？第一种观点，是秦老解释为：当人处在一种回光返照状态的时候，精气神全都往外边来了，这个时候人就濒临死亡了，就是古人所说的"天德不露"。从训诂学上去认识，明和朦相通，"朦"就是像阴天一样。第二种观点，认为既然是天，那就应该有天本身的规律，那么像白天和黑夜就是一种规律。如果天明了，就是只有白天了，地球上再没有黑夜的时候，那恐怕太阳和月亮也就看不见了！第三个观点认为，明与蒙同，蒙就是遮盖的意思，就是阴天的时候，把太阳遮住了，所以天蒙则日月不明，邪害空窍。这些观点在学术界是有争论的，我觉得如果你要想做文字的学问或考究的话，那你可以去研究它！如果你只想摄取大意的话，那不管这三种观点说的是一种什么状态，古人旨意可通或不可通都没有关系，因为它反映的是一种天地不交泰的状态。如果它处于天明的状态，就是只有天而没有地了，那地球还能存在吗？如果是处于"蒙"的状态，但如果有东西阻碍着，让阴气不能下降，那么阳气也就不能上升，最终也仍然是处在一种不明的状态！

二、与道相失，则未央绝灭

另外一点需要解释的，就是关于"未央"。"天地四时不相保，与道相失，则未央绝灭。""未央"这个概念在学术界也有不同的观点，包括李中梓的观点和秦老的观点。"央"是中央，"未"是没有达到。李中梓的观点，是如果阴阳气不交泰，则中年夭折！近代有个学者叫唐容川，认为这个解释不尽合理，他认为未央是指中土。为什么未央指中土呢？在中医学里，十二个时辰"子、丑、寅、卯、辰、巳、午、未、申、酉、戌、亥"里边的"未"，按季节的划分，正好是处在长夏中土的季节。所以如果从这段文字去理解，我觉得似乎更合理。因为这段经文从天气讲起，一直讲到未央绝灭，讨论的都是大自然，没有讲到人。中医认为，人是禀土气而生的，所以《内经》里把人叫裸童，裸童都属土性，是地球上唯一一个以土性所生的生物。人是有胃气则生，有土气则生的，这里所讲的整个四时变化里没有涉及人。"天气四时不相保"，讲完了天地、四时以后，用"未央绝灭"来说明自然界如果有这种变化的话，那自然界的土气就要消失了，土气一消失，一切生物都不存在了！最后一句才说："惟圣人从之，则身无奇病，万物不失，生气不竭。"就是圣人了解了这个道理，使得自己在自然界出现这种变化的时候，能够及时地回避它！至于李中梓的观点，他认为如果你四时不相保，你长期违背了这个规律，你也不能长寿。如果男的在32岁之前、女的在28岁之前去世，恐怕就叫夭折了！他的意思是，你还没有走过一半就不行了！尽管李中梓、唐容川两个人的观点都有可取之处，但从全篇文意来看，我还是比较倾向于唐容川的观点。

三、止损增益，调阴阳消长之变

《阴阳应象大论》的条文："能知七损八益，则二者可调，不知用此，则早衰之节也。"接着又讲了："年四十则阴气自半，起居衰矣；年五十，体重，耳目不聪明矣；年六十，阴痿，气大衰，九窍不利，下虚上实，涕泣俱出矣。故曰：知之则强，不知则老。故同出而名异耳。智者察同，愚者察异，愚者不足，智者有余。有余则耳目聪明，身体轻强，老者复壮，壮者益治。是以圣人为无为之事，乐恬惔之能，从欲快志于虚无之守，故寿命无穷，与天地终。"纵观这一段话，主要是描述了人四十以后阴气自半，出现一系列衰老的症状。这些从中医的理论来看，一点也不假。因为男人以阳为主，他的系数为八，所以每八年有一次变化，他的顶峰年龄是32岁，到40岁以后就开始衰老了；女人属阴，她的系数为七，即七年有一次变化，她的顶峰年龄是28岁，到35岁以后阳明脉衰。这些规律在《内经》的其他条文里已经说的很清楚了。在《阴阳应象大论》的这个条文里，涉及七和八这两个数，男人出现衰老是到40岁以后，女人出现严重衰老也是过了 40 岁以后，所以不管是男的还是女的，40 岁以后的身体都处在一种相对走下坡路的状态，这种状态是一个天地的定数！"四十"以后的那些话，在《内经》的其他篇章中都可以看到，它是一种必然的规律。

这一段话提到了一个很重要的概念，就是"七损八益"，这在学术界有很多不同的观点。秦老认为，根据《上古天真论》的论述，古人以七、八作为男女的生命周期数，所以这里的"七"是指女子，"八"是指男子。"七损者，阳消也；八益者，阴长也。"意思是，女人是以血为主，二七天癸至，月经为正常的生理现象，应当按月来潮，不来潮便是病，当然妊娠期除外，所以称为"损"，损即含有不使积聚的意思；男人是以精为主，精要常保，才能保证身体的健康，并且精气的溢泻是一种生殖能力，应该充实，不充实便是病，故称为"益"，益即含有不使匮乏的意思。所以他说"能知七损八益"呢，就是说女人如果能够经常保持月经的正常，男人能经常保持精气的旺盛，那么你身体就健康了。如果你不知道这个规律，违背了这个规律，就要得病。李中梓认为："能知七损八益，察其消长之机，用其扶抑之术，则阳常盛而阴不乘，二者可以调和。"这也是秦老以及后世一些医家的观点！

还有一种观点认为，七损八益是指中医学中的房中术。从西医学来看，房中术是属于性保健和性养生的一个范畴，但在中国古代医学特别是宋代以前则是一个很大的范畴。房中术对七损八益有它独特的解释，在马王堆出土的文献里可以看到房中养生的内容。孙思邈在《千金要方》里曾经说过，男人和女人过了 40 岁以后，就要去研究房中术了。这种思想在后世的医家里谈的比较少，有兴趣的同志可以去研究，去了解。

总的来讲，理解这段条文的时候，如果从《周易》的角度看，李中梓的这个观点还是有一定道理的！但如果从临床角度看，秦伯未老师所讲的这个道理最通俗，最好掌握！女人如果月经老不来，肯定是有问题的；男人如果精气老不泻，恐怕也会有病。所以呢，真正当临床大夫的时候，我觉得秦老的话更切实际。

希望大家在读这些书的时候，别一读就过去了。读的时候建议多读几遍，然后闭上眼睛好好地想一想。遇到不明白的地方，睁开眼睛再读一读，要不断地领悟这些条文里最基本的精神。至于文字，基本明白、了解就可以了。

四、顾护阳气是修养葆生的有效方法

《内经》遗篇《刺法论》云："肾有久病者，可以寅时面向南，净神不乱思，闭气不息七遍，以引颈咽气顺之，如咽甚硬物。如此七遍后，饵舌下津令无数。"这里介绍的是一种气功疗法。"肾有久病时"，首先讲到了具体的疾病，久病则肾气弱，可"寅时面向南，净神不乱思，闭气不息七遍，以引颈咽气顺之，如咽甚硬物，如此七遍后，饵舌下津令无数"。虽然我没有练过气功，但我曾拜访过很多练气功的老师，这些老师都一致认为，"练气功，心必须静"。如果一个人心里像赶考似的，或者说怨事繁杂，那最好不要练，一练就可能走火入魔。我自己到现在都还没有能够达到清心寡欲的状态，还有很多事情需要处理，所以就没练。我感觉这个气功，一点也不神秘，精诚所至，金石为开，当你把整个注意力都集中到一个点的时候，它就会形成一种能量。我平时给那些气功师号脉，他们问我是不是练过气功，就觉得我们身上嗖嗖的，我说这可能就是精诚所至的缘故吧！另外，真正书法家在写字的时候，绝对不是单纯在写字，其写出来的字以及写字的整个过程都是有神的，这就是"精、气、神"的神。

在这段经文里讲了肾病用服气的方法来达到治疗的目的或者养生的目的！这种服气方法在古代确实经常出现，我们仔细去领悟，可以发现这其中蕴涵着非常丰富的中医道理。中医认为，肾主水，肾主纳气，人体的呼吸与五脏都是相关的，其中呼气主要是心与肺，吸气主要是肝与肾。在吸气的时候，气是要下沉到丹田的，所以呼吸的时候，气能不能吸到底，气足不足，主要与肝、肾的关系密切。比如那些唱歌的人，天天练习用口吸气的时候，肚子是会鼓起来的，就是因为吸进的气要进入肝与肾，而呼出的气主要是在心与肺。临床中很多老年人会说，他动则气喘的时候，会感觉吸不进气，觉得这个气到颈部这里就被卡住了。这种病的病位主要就是在肝与肾。再如小儿肺炎的时候，呼噜呼噜地喘啊，小朋友的气喘不出来，觉得有东西在喉咙里堵塞着，其病在肺和肾！《内经》认为，肾有久病的时候，可以选择用服气的方法，并且选择在寅时。寅时是什么时间呢？寅时是凌晨3点到5点，这段时间是肺气最旺的时候。大家可能会有疑惑，不是说肾上有病嘛，你治什么肺啊？中医认为，肺为肾之母，肺主金，肾主水，肾病必自盗母气，就如同儿子没钱了就向他妈妈要，但他妈妈也穷啊！所以，可以通过肺气的调养达到滋养肾水的目的，这是中医治病的绝招。具体的做法是"寅时面向南"，因为南边得的是阳气，老子有一句话叫"万物负阴而抱阳"，什么叫"负阴而抱阳"呢？是不是这么站着就负阴而抱阳了呢？阳者，太阳，天；阴者，月亮，地。阴是与阳相对的，万物生长都向着太阳长，比如向日葵；再如苹果长的时候，凡是向着太阳那一面，都是红的。所以老子说"万物负阴而抱阳"，实际上是很有深刻含义的。"阳气者，若天与日，失其所，则折寿而不彰"，就是说阳气对人的生命和健康有非常重要的作用，就如同没有了太阳，地球上恐怕一切生命都没有！

至于说为什么要面南呢？因为面南得的是阳气最盛，面北得的是阴气最盛。当然面南是针对咱们作为北半球的人来说的，要是南半球人练功的时候恐怕就得面向北了！具体的功法是"净神不乱思，闭气不息七遍，以引颈咽气顺之，如咽甚硬物"。这里所说的咽气，实际上是想说明气和精之间是相互化生的。气为血帅，气行则血行，这是很多中医书籍都谈到的。除此之外，更要注意气和精、气和水的关系，气既为血帅，同时亦为水帅，气行则血行，气行则水行，气可化精，所以在肺主令、肺气最旺的时候，用咽气的方法起到气化精的作用。因为肾藏五脏六腑之精，如果能够完成气化精的作用，那这个精就可以化成有用的精血，起到滋养肾水的作用，气和精之间就是这么一个化合的作用。

这里要提一下李中梓，尽管他一直都是医生，但在整个行医的过程中，是先学道家后学佛家，所以他在最后养生这一节里选取这种导引、咽气的办法来结束这个养生的篇章，恐怕也是跟他的这个经历密切相关。在中医学里边，气功作为中医养生学中的一种方法究竟能不能治病，是现代中医们都在讨论的。我觉得不能把这个问题说得那么绝对。在中医学发展的初期，即巫医阶段，气功作为一种治疗疾病的方法或者养生方法是确确实实存在的，因为初期绝对是以人来治病的，而用无生命的草根和树皮治病绝对是一个进步。由此也可以推断，古代从巫发展到医的过程，实际上是一个由以人治人病发展成用草木治人病的过程。

总结一下，在《道生》这一篇里，讲了阴阳、四时、人的规律，最后用气功养生这种举一反三的办法来结束这一篇，它的寓意是很深刻的！在养生这个领域中，现在有很多人去研究中国传统文化，也有人去研究道家和佛家，但不论怎么去做，想要长寿，能够真正保持身体的健康，我觉得还是这个篇章开篇说的"虚邪贼风，避之有时。恬惔虚无，真气从之。精神内守，病安从来"那句话，可以作为我们养生的座右铭。

阴阳篇

第三讲　中医里的阴阳智慧

一、中国人的基本思维是阴阳的思维

下面咱们讲阴阳五行学说。咱们看这一篇章的标题，只有"阴阳"二字，没有讲到五行！为什么呢？现在的中医教材既讲阴阳，又讲五行，而在《内经》162 篇里，阴阳、五行是同时提到的，但是阴阳和五行有层次上的差别。我想李中梓老先生在写《内经知要》的时候，第二部分只选了阴阳而不选五行，是因为五行隶属于阴阳。他把这本书叫《内经知要》，知要是什么呢？"知其要者，一言而终；不知其要，流散无穷"！他认为五行隶属于阴阳之中，阴阳讨论的东西已包括五行！李中梓先生所处时代的中医大夫的古代文化基础都很深，他们从小的教育里边对阴阳五行都很熟悉，所以一看到阴阳五行就明白是怎么回事！但咱们现在很多人就不明白阴阳是怎么回事，而要弄明白五行就更困难了！所以我在这一讲里，会把阴阳和五行都跟大家介绍一下！我对阴阳五行的认识和理解主要是从临床，从医理中去领悟它，这跟那些专门研究阴阳和五行的中国传统文化学者的角度不一样。

阴阳五行学说是中国古代先人们认识自然、认识社会、认识人体生命运动规律的一种基本方法。首先，大家应该看到它是一种基本方法，因为我们的先人在认识自然，认识社会，认识人体的时候，基本出发点是天人合一、天人同构的思想，阴阳五行这种方法也是基于这么一种基本思想而形成的！所以，如果不站在天人合一的这个角度，不站在人和自然界是个统一整体的角度，你就很难理解和运用阴阳五行的思维方法。为什么这样说呢？中医认为，自然界有春、夏、长夏、秋、冬五季，相对应的是生、长、化、收、藏不同状态，如果说春、夏、长夏、秋、冬反映的是四季的变化，那生、长、化、收、藏则反映的是自然界一切生物的气化运动！自然界的一切生物都遵循这样的一个过程，人作为自然界的一种生物，也就无法避开这种生、长、化、收、藏的自然过程！我们平时可以观察外边的树，那些树春天的发芽，夏天的长叶，长夏的结果，秋天的落叶和冬天的枯萎，实际上就反映了这么一种规律，它和季节是休戚相关的！我们自己的生命过程也是如此，但往往"身在其中不知真面目"。其实我们自己细心体会就会发现，春天来临的时候，你的心情常常是处在一种比较愉快的状态，看到外面万物繁荣的景象，心里会觉得非常舒畅！等到了秋风瑟瑟、落叶缤纷的时候，你心里会有一种压抑的感觉。这些感觉，就是自然界生、长、化、收、藏的规律在我们人体的表现。我们在前一讲中讲养生，说顺四时则生，逆四时则亡，其实也就是这个道理！人和自然界是一个统一的整体，这应该是我们的一个基本认识。在这个基础上，我们应该怎么去看待人和疾病的关系呢？中医学使用的基本方法就是阴阳五行学说！所以我们应该从这个角度去认识和理解阴阳。

二、说"筷子"，道"阴阳"

中国人的基本思维在使用的筷子中就可以看得很清楚！西方人的思维就是叉子和刀子的思维，一就是一，二就是二。而中国人的思维是一分为二、合二为一的思维！给人筷子都是一双，用的时候必须分成两根，用的时候必须一根动，一根不动，要是两根都动的话夹不起东西，这叫一分为二，合二为一，一阴一阳谓之道！用阴阳这种思维来形容我们中国人的思维，一点都不假。按照现代哲学的认识，认为阴阳是一种哲学的概念，但其实我们祖先从来没有把它列为哲学的范畴，而是认为阴阳是人的一种常识，是人们认识世界的一种基本方法！所以在《内经知要》的"阴阳"篇章的开篇就说："阴阳者，天地之道也，万物之纲纪，变化之父母，生杀之本始，神明之府也。"这个就是中医阴阳的概念，它把阴阳放到了一个很高、很大的层面上去认识！我们使用筷子的时候，动的那根就是天，不动的那根就是地！天在运行着，其实地也在运行着！但这个天的运行绝对和地的运行是有差别的！所以《内经》里讲"阴阳者，天地之道也"，它是讲阴阳是天地运行的最基本的规律，也是我们人类赖以生存的基础，世界上的一切事物离不开阴阳的基本变化！自然界有白天有黑夜，白天代表面阳、向上的概念，黑夜代表了面阴、向下的概念！在我们人类，男的代表阳的这种概念，女的则代表了阴的这种概念！一个苹果，红的那一面向阳，青的那一面向阴！自然界的一切事物，如果认真加以分类的话，必有阴阳，不阴不阳者几乎很难在这个地球上存在！《阴阳应象大论》这一段接着说"万物之纲纪，变化之父母"，"变化"这个词，我们会觉得是一个习以为常的东西，古人讲："物生谓之化，物极谓之变！"我希望学中医的同志，在研究中国古代传统文化特别是中医古籍的时候，不要把古人的这些话轻易地放过。大家经常会说这个东西有变化或没变化，都觉得这个"变化"是一个词，其实"物生谓之化，物极谓之变"！就是当这个事物到了极点的时候，它就要变了！当这个事物产生的时候，中医学把它叫作化！如果仅泛泛地读作"变化"，那对继续学习中医可能就会产生一定难度！所以在这样的关键词上，我们一定要有较深刻的理解！

三、"痒"的中医内涵

很多人对中医学里面很多词语的理解，会觉得比较抽象。我再给大家举个简单的例子！大家都得过感冒，感冒初期的时候，第一个感觉是嗓子痒，第二个感觉是疼！痒和疼有什么区别呢？有些人去看病的时候说，大夫我容易感冒，嗓子一痒我就想咳嗽！另外一部分人会跟医生说，我又要开始发烧了，嗓子又疼！中医认为，痒为热之渐，疼、痛为热之甚！大家可以仔细体会一下！这有一盆火，当你把手刚靠近火的时候，还没烧着你的时候，是什么感觉呢？绝对不是疼的感觉，这种感觉是痒，是一种舒服而痒的感觉！等你真正碰到火苗了，那就该疼了！嗓子痒的时候，说明已经开始有热了，这是热之渐；疼的时候，为热之甚。

所以刘河间在《丹溪心法》中说："痒者，美疾也！"就是说，痒其实是很舒服的一种感觉！痒的本质也是一种火热，但这种火热并不特别厉害。

所以呢，咱们刚刚得了感冒的时候，首先感觉不是嗓子疼，如果不是温热病，一般的感冒首先应该是感觉嗓子痒，当出现这种"痒"的感觉时，说明热已经出现了，但是还不厉害。只有当出现嗓子疼的时候，才是"热之甚"，治疗时就不能还用凉性药物，而应该使用寒药。我的经验是不管患者是风寒感冒还是风热感冒，只要是内里有热，热不重的时候就会有痒的感觉，如果热一重就出现疼的感觉！如果不信，自己回家烧个蜡烛试一试！

四、阴阳者，变化之父母，神明之府也

"阴阳者，变化之父母。"何谓变化？物极谓之变，物生谓之化。后面会讲到"寒极生热，热极生寒"，还会讲到"精归化"，这些都是变化，但具体的概念是有区别的。如果我们对这些概念不认真理解的话，那恐怕就没法理解"精归化"了！另外，这里还提到"阴阳者，生杀之本始"。"生"，很容易理解；杀，就是衰败或死亡！比方说，外面树叶的生长和树叶的衰落，其实就形象地反映了生和杀！

"阴阳者，天地之道也，万物之纲纪，变化之父母，生杀之本始，神明之府也。"这句话中医大夫一定要读熟，而且要不断地、反复地去体会！这里比较难理解的是"神明之府"。"神明"是中医学里常用的一个概念，中医基础理论中提到"心者，君主之官，神明藏之"，我们对"神明"这个概念要有个正确的理解！

何谓神明？中医认为，"变化不测谓之神"。首先我要强调，中医学是非常唯物的，我们的祖先也是非常唯物的！尽管后世有人认为，中华民族是一个多神教的民族，比如灶有灶神，土地有土地神，但在中华民族的传统文化中，我们的民族是一个最唯物的民族，我们的先民们从来不相信有一个灶神在创造着土地、粮食！《内经》著名的"六不医"中就有一句"拘于鬼神者不可医"，意思就是你要

是相信鬼神存在的话，你就别去看病！这句话充分说明了我们祖先的唯物思想！

中医学能够历经千年而不衰，我觉得它有一个非常基本的思想，就是"人是大自然的产物"，一切存在都是合理的！在整个地球上这么多的民族里边，真正以这种态度来对待自然界、人和社会的民族就只有中华民族！比如这里提到的先民们对神明的认识。什么是神呢？不是说有一个神去创造什么，而是认为"变化不测谓之神""阴阳不测谓之神"，《内经》和《易经》里都有这样的话，意思是当这个变化规律你还不能够完全了解它的时候，我们的祖先就把它恭称为神！我们在学中医的过程中，一定要厘清这些概念。中医学不是玄学，也不是神学，它是我们祖先在长期改造自然、进行社会实践的过程中，去研究人体生命运动规律的一门学科！它和玄学、神学有着很大的区别，是一门实实在在的学问！中医学里所说的那些道理，如太阳从哪里升起来、春夏秋冬的变化、男女的变化、人在生命各个不同时期的变化，都是非常有规律的！所以中医认为"变化不测谓之神，品物流形谓之明"，这些变化当反映的是一种迹象的时候，就叫作"明"！打个比方，秋天了，树叶黄了，树叶从树上落下来，这就叫作"品物流形"，它在行迹上被人看见了，这时候它就明了！但是进入秋天，树叶开始逐渐变黄的过程还是不太明了的，所以叫作"变化不测谓之神"！从立秋开始，大家都知道，一叶知秋，尤其是一到霜降以后，咱们到香山去看，漫山红遍，那是一种什么规律或者力量造成这种变化呢？我们的祖先说，你在没研究明白之前，咱们就把它叫作"神"！它已经显现出来的就叫作"明"！所以说，阴阳是什么呢？其实就是某种变化，是显现出这种变化的地方，这就是"神明之府也"！

五、治病必求其本。本者，本于阴阳

《阴阳应象大论》全篇中，前边讲了"阴阳者，天地之道也，万物之纲纪，变化之父母，生杀之本始，神明之府也"，把阴阳的存在、变化以及在自然界的一切反应都做了一个高度的概括！那对于中医大夫来说，为什么要了解这些问题呢？答案就是下一句话："治病必求其本！"这句话看似非常简单，但我觉得是这一篇中最重要的一句话！"治病必求其本"，下面还应该加上一句："本者，本于阴阳也！"因为上面讲了这么多，阴阳是变化的，乃神明之府，那么治病必求其本，这个"本"是什么呢？这个"本"就是要求我们作为一个医生，治病的时候一定要从根本上去看阴阳的变化，大到看天地阴阳的变化，小到看人体阴阳的变化！如何去看天地阴阳的变化？比如说今年的秋天，很多人感冒，感冒以后咳嗽，痰不容易吐出来，堵着特别难受！今年（1999年）秋天的疾病大多表现为一种温燥！秋天本来是燥气所主的时令，而今年从秋分到现在，一直是处在一种温的状态，很多疾病的症状所反映的是一种温燥的状态。那么温燥是什么呢？其实是一种阳热的反应，所以今年治疗很多咳嗽病的时候，我用了喻嘉言的清燥救肺汤！因为今年整个气候是一种温燥的气候，温者易热化，燥者伤阴，肺为娇脏！中医说，肺为华盖。华盖，是古代帝王的车盖，因肺居体腔脏腑最高位，覆盖诸脏而得此名称，《灵枢·九针论》也说："肺者，五脏六腑之盖也。"肺如钟，它像一个钟盖在五脏六腑的最上面，外撞鸣，里撞亦鸣！就是外边敲它在响，里边敲它也响！所以今年由于气候温燥，使得肺容易受到损伤！今年到目前为止所治疗的咳嗽，我感觉应用喻嘉言的清燥救肺汤效果比较好！因为这方子里边，既有养阴的麦冬、阿胶，又有清热的竹叶、石膏、枇杷叶这一类药！这种治疗为什么有效呢？他们来看病的时候都觉得特别难受，咽喉痒，一痒就咳，而且痰还咳不出来，这就是一种燥的表现！在这种情况下，你不能再用像半夏这一类燥湿的药物，你得用像贝母这一类润肺止咳的药！"治病者必求其本。本者，本于阴阳！"所以我们对阴阳的变化，一定要理解透彻！

　　阴阳对于四季来讲，春生、夏长、秋收、冬藏是有很大变化的！对于我们所治疗的患者，男人、女人、大人、小孩，它同样都存在着阴阳的变化！真正想要当个好医生，首先应了解自然界一切变化的根本在于阴阳，那么治病的时候，从最根本的角度上讲，一定要调整阴阳！大家可以看一下《伤寒论》里曾经说过："阴阳自和者，必自愈！"就是不管什么时间，如果这个人能够达到阴阳自和、阴阳平衡了，就一定可以自愈！所以我们学习《内经》的时候，对阴阳要好好地理解！因为《内经》的原文讲的都非常抽象，而且非常概念化，大家一定要理解："治病必求其本。本者，本于阴阳！"你作为一个中医大夫，给人号脉也好，看病也好，如果阴阳不明，还不知道他到底是什么毛病，你一定别开药！否则，你非错不可！当你真正把阴阳理解明白了，那个时候你再开药，我认为基本上可以达到中工的层次！

　　总的来说，我觉得上一节最主要的是"虚邪贼风，避之有时。恬惔虚无，真气从之。精神内守，病安从来"，这是养生中谈到的！而在阴阳这一节中最根本的道理，就是我刚才说的"阴阳者，天地之道也。万物之纲纪，变化之父母，生杀之本始，神明之府也""治病必求其本。本者，本于阴阳"！后面两句话是我加上去的。历代很多医家在谈到这段话的时候，都强调了"治病必求其本"，那这个本是什么呢？因为上面讲的都是阴阳的变化，那么治病必求其本，这个本就是"天地之道，万物之纲纪，生杀之本始，变化之父母"的阴阳。所以中医治病，说到底要"谨察阴阳而从之"。如果你处在一种阴平阳秘的状态，中医说"阴平阳秘，精神乃治"。如果这个患者哪天阴气和阳气都离绝了，神仙来了也救活不了，那就是"阴阳离绝，精气乃绝"。

六、辨证求阴阳，论治审阴阳

　　前面的这几句话，我们在学习《内经知要》时，不仅要熟记、熟读，而且要反反复复地去领悟和体会！看任何一个病的时候，你别只看他血脂高不高，两对半的情况怎么样，那些都只是一种现象。你要看他的阴阳是否处在一种平衡的状态，如果不平衡，就要分析是哪方面不平衡，是阳气过旺，还是阴气不足？从这方面入手，那些异常的检查结果自然就能解决！这些异常的结果在一定程度上只是反映了阴阳不平衡导致的结果，高明的医生不是看那个结果，而是会寻找造成这种结果的原因！

所以中医在辨证的时候常常讲一句话，叫作"辨证求因，审因论治"！今天中医学的辨证论治从哪里来的？就是从古人这句话中来的！这个因，我的理解不是内因、外因的因，而是"因者，本也；本者，阴阳也"！中医的特色是什么呢？就是辨证论治！把"求因、审因"都去掉，而把"辨证、论治"留下了！现在中医书中讲辨证论治的时候，直接解释为你看到这个证的时候，要找到它产生的原因，根据它产生的原因，然后制定出治疗的法则！但实际上，这个因不是我们常说的"风寒暑湿燥火，喜怒忧思悲恐惊"，而是人体内由于刚才说的三因所造成的病理改变，使得它的阴阳出现了不平衡的状态，一旦找到了这种不平衡的状态，你就得进行调整，治疗自然就有了！

在中医经典著作《伤寒论》所有的治疗原则中，最根本的一条就是调整阴阳，所以医圣张仲景讲"阴阳自和者，必自愈"。这不是一句空话。任何人，如果他的机体调整到一种阴阳自和状态的话，他的病就会好！不管他是外感病，还是内伤病。至于用什么手段去调整阴阳，什么虚则补之，实则泻之，因势利导，表里先后等，那都是具体的方法了，而调整阴阳才是最根本的法则！如果站在这个角度来理解调整阴阳的话，对临床是很有帮助的。比如治疗女子疾病，别忘了四物汤；而治疗男子疾病，别忘了四君子汤！为什么呢？因为从大的角度来讲，女子是以阴血为主，所以用四物汤，它里面的四味药都是调血的，女子就要注重血！而男子是以气为主，四君子汤就是补气的！我们在看待前人方剂的时候，不要老想着这个方子是补气的，那个方子是活血的，那个方子是补血的！古人的这些方最根本的道理恐怕就在于调整阴阳关系！你要理解了这一点，那个方在你的手里就是个活方；但没能掌握这种阴阳关系的话，恐怕到你手里的还是个死方。所以，很多年轻大夫经常会感叹，说这个方子，老大夫用上去效果怎么就这么好，轮到我用时效果就这么差呢？

七、阴阳治乱之理

《内经》继续讲："积阳为天，积阴为地，阴静阳躁，阳生阴长，阳杀阴藏。"《内经》的行文特别有意思，前面讲了整个自然的道理，既然"阴阳者，天地之道也"，那接着就把天和地的变化规律告诉大家，即"积阳为天，积阴为地，阴静阳躁"。为什么说中医不信神呢？因为中医是讲在阴阳气的运动和变化过程中，我们就可以看到太极、两仪、四象、八卦的关系了。太极如果是个混沌宇宙的话，到了"积阳为天，积阴为地"的时候，就出现了天和地的变化，所以《内经》不说是上帝在那里，而说应该有天，应该有地，应该有风，应该有黑夜。在太极这样一种混沌的变化过程中，当阳气集中起来的时候就形成了天和地，这就是"两仪"，也就是阴和阳的两个基本方面！它们的性质是什么呢？就是"阴静阳躁"。这个性质反映在正常人身上，你会看到女子都比较文静，因为她是以阴气为主；而小伙子总是活蹦乱跳的，因为他是以阳气为主。

实际上，我们不要把中国传统文化看得那么神秘，它完全是从天和人的这种角度进行长期观察，上边观天象，下面看人体，所以《内经》提出了"阴静阳躁"。而"阳生阴长，阳杀阴藏"，这是从春、夏、秋、冬四季来谈的。大家都知道春夏的时候，地气升发，万物都在生长，反映的是一种"阳气升，而阴气长"的现象。"阳主气，阴成形"，大家可能有这种感觉，从立春开始到惊蛰，大自然在春气启动的时候，先有气的变化，然后再出现有形物质的变化。什么叫气的变化呢？你去河边看看，就会发现，河里的冰先化，树上的叶子后长。冬至以后，从一九开始，阳气就开始启动了，到三九的时候为什么最冷呢？因为这个时候在跨冬的过程中需要的热量最多，所以这时候最冷。大家都学过物理，物质凝固的时候，需要散热，在它融化的过程中需要吸热，所以三九的时候，如果说整个阳气出到地面是九分的话，那三九的时候已经是出了三分了，这个时候大自然已经是发生了很大的变化。我们要是注意冰的凝结和融化过程的话，就会发现：冰凝结的时候，是从上面冻到底；而融化的时候，是从下化到上。三九的时候，你把上面的冰刨掉以后，下面早就已经融化了。

所以这里讲，春夏的时候，阳气生，阴气长。这个阳生阴长的阴是成形的，由于阳气的发动，造成树叶从叶芽变成了大的树叶。到秋冬季节，阳杀阴藏，夏至以后，阳气就开始逐渐地衰落，树叶就开始萎黄了。随着阳气的下降，造成了有形的树叶的萎黄，以致叶子的枯落。这个枯落的过程，是阴气闭藏的过程，不是说阴气没有了，而是从表面走向了里面。

采中药的话，有两个最好的季节：一个是阳气没动的时候，一个是阴气已收的时候。比如二月和九月采的人参都好，为什么呢？二月的阳气没动，就是它还没有长出来；而九月的人参，随着"阳杀"的过程，阴气全储藏到里面了。所以中医没有说"阳杀阴长"，而是讲"阳杀阴藏"！

希望大家在学习中医的时候，要把中医和中药理论认真地研究，它是很有道理的！比如春天的时候，人的气血开始从内脏跑到外边来了；到了夏天，外面非常充盈，但内里就相对空虚了，所以吃点什么不好的就容易闹肚子了；到秋冬的时候，人的气血从外向里走了，外面不足了，里面非常充盈，这时候就开始闭藏了。所以吃什么涮羊肉啊，炒牛肉啊，就很容易运化了！

"阳化气，阴成形"，这让人听起来似乎很玄妙。其实大家仔细想一想，咱们男子和女子，都是用阴阳来进行对比的。对年轻的女子，大家会说"千金小姐"，为什么说是"千金小姐"呢？"千金"表示很重，没有听说哪个小伙子被叫"千金小伙"的。"千金小姐"反映的就是阴成形；而小伙子呢，一般会讲朝气蓬勃，很有生气。这就是"阳化气，阴成形"！我们中国文化绝对是一个符号文化，它的形声义是有关系的，阳以气化为主，阴以成形为主。一旦成形，你能够看到东西的时候，就是以有形的形式出现；以状态出现的时候，就是以其能力、活动出现的时候，常常是气化的表现。我觉得在读《内经》这段话的时候，不能采用研究现代学问的方法，必须把每个问题都弄得非常明白。其实中国文化的很多东西，需要不断地在读的过程中、领悟的过程中去理解，可能最后理解到的东西会更深刻，尤其是对《内经》的很多文字。就像秦伯未老师说的那样，对这些文字，需要反复读，认真读！

其实"阳化气"的过程，我们在日常生活中就可以经常看到。比如在早春，当冰还没有化的时候，如果在阳光下看，你可以看到一种薄薄的雾气在上面飘着！这时候冰还没有化，就是我们说的"阳化气"的过程，真正从冰化成水，就是一会儿的时间！对《内经》的这些理论，包括中医的很多说法，对中药的很多认识，我们如果只是坐在课堂上去读，去理解，常常认识不深。只有把它运用到实践里边，你会发现很多可以看到的现象，才会帮助我们很好地去理解。

下一句"寒极生热，热极生寒"，这个大家可能都会有感触！到了夏至以后，热到了极点的时候，杀戾之气就起来了，寒象就慢慢出来了！冷，冷到冬至以后，阳气就开始慢慢升发了，这就是用天地来解释阴阳。对"寒极生热，热极生寒"这句话，首先应从自然现象方面来理解。结合到临床，比方说这个人高热，到39℃或40℃的时候，会出现寒战、发热。临床没见过37.5℃的时候就打哆嗦的，只有到高热的时候才出现寒战。而真正沉寒痼冷，冷到一定程度的时候，患者会出现一种热象，脸面潮红的假热症状。这些都是我们临床上可以看到的"寒极生热，热极生寒"现象，这种寒热的症状，是中医临床中的一种假象！如果说自然界冷了该热，热了该冷是一种正常现象的话，那么刚才说的这种寒和热的症状，确实是需要中医大夫加以辨别的！

第四讲　治病之要，首明阴阳

一、清气在下，则生飧泄；浊气在上，则生䐜胀

《内经》中继续讲："寒气生浊，热气生清。清气在下，则生飧泄；浊气在上，则生䐜胀。"第一句"寒气生浊，热气生清"中寒应该属于阴邪，会出现所谓的生浊，"积阳为天，积阴为地"，阴是重浊的，所以就可以看到有形的土地；阳呢，是一种轻轻的，所以咱们看天空，就是一种清新明亮的感觉！而在人的体内，后面就讲到了"清气在下，则生飧泄；浊气在上，则生䐜胀"，这句话必须记住！

"清气在下，浊气在上"，这个可以通过临床中很多长期腹泻的患者，中气下陷的患者来理解！中医认为，腹以上为天，以下为地，上面为阳，下面为阴！脾胃的主要作用是升清与降浊，清气应该上升，化生成为有用的气血；浊气应该排出体外，这是一种正常的生理过程！而当清气不能上升，清气在下的时候，"则生飧泄"，"飧泄"就是完谷不化的意思，因为清气过缓不升了，所以造成了完谷不化的症状！中医治疗许多完谷不化的久泄，由于是脾气不升所致，就要用升清的办法。李东垣创制了一个补中益气汤，就是专门用于治疗"清气在下，则生飧泄"这样的病证。"浊气在上，则生䐜胀"，浊气是指阴寒之气，清气是指阳气，本来阴气应该在下面，如果阴寒之气上到胸膈以上，常常会出现胸闷、脘胀、痞满的症状！临床上常常可以看到那些冠心病的患者，也就是中医说的胸痹患者，一到晚上就喘不过气来，就觉得胸闷气短，实际上就是一种"浊气在上"的表现，这个时候就得用温阳化气的办法，让浊气下降。就像阴天或者下雨天，大家

都觉得不舒服，而当太阳出来以后，大家都觉得非常舒服，都觉得如清净光明一样！中医在治疗这种病证的时候，常常要用温阳化气的办法，使得阴寒之气得以化解！因此，这句话在中医临床上常常会用到！临证时，碰到腹泻的患者，碰见胸闷的患者，应该首先要想到这句话。当然了，腹泻患者、胸闷的患者也并非就只有这一种，但这两种现象在临床中最常见！

二、地气上为云，天气下为雨

《内经》讲："清阳为天，浊阴为地；地气上为云，天气下为雨。"对于这段话，应该怎么理解呢？"天、地、阴、阳"前面刚说过的，它们的关系已经非常清楚了，天在上为阳，地在下为阴，这是自然界形成的一种状态。"地气上为云，天气下为雨"，后面这句话非常重要。天上出现云彩是地气上升的结果，地上下了雨是天气下降的结果！我和一个从事中医基础教育的老师谈起这个。他说天是阳，应该在上面，阳在八卦里是个乾卦；地是阴，应该是坤卦。好了，如果说上边为乾，下边为坤，上边为阳，下边为阴，那不正好是天地的一个正常状态吗？那为什么在《易经》里却把它叫作否卦呢？否者，不通也！他说把地气放到上面，把天气放到了底下，上面就变成了坤卦，下面就变成了乾卦。而上面是阴，底下变成了阳，反而变成了泰卦，"泰卦"就是天地交泰的意思，这个比较难理解！

我说中医学的道理啊，有时就是这样有意思！地气本来是属阴的，它应该作为浊阴在下边，但如果地气没有上升的这种状态，它就是死阴；同样的道理，清阳如果没有下降的状态，它也就是死阳。它们不会形成一种阴阳交泰的状态，就不会有人类的存在。我常说，火星上有天有地，但为什么没有人？就是因为它不存在地气向上升、天气向下降的这么一种阴阳交泰的状态。所以，在学习中医的时候，既要看到阴阳是两个非常对立的东西，阴阳本身是两个方面，但更要看到它们相互之间的作用，如果阴阳之间不存在这样的作用，那就叫作"阴阳离决，精气乃绝"！

临床上有很多患者是阳气在上面，阴气在下面，下面的脚怎么捂也捂不热，而上面又心烦，又易怒。这样的患者就属于阴气不上承，阳气不下降的状态。这个时候就得用交泰丸，这个交泰丸就是从泰卦来的，就用了两味药，上边用黄连，下边用肉桂，就是让阳气下降、阴气上升。

如果天总是晴朗的，地气永远不上去，天气永远不下来，久旱无雨，这恐怕就是后边讲的"壮火食气"的状态，就不会出现正常的阴阳交泰、阴阳平衡的状态！人和自然界是个统一的整体，春天和夏天都特别好，但秋天和冬天也是需要的！有很多同学提到一个问题，说到了赤道，就只有春夏而没有秋冬了，我说你看那个地方是不是有旱季和雨季！其实这个旱和雨正是反映了寒和热的状态。六淫之邪，仔细分析，只有寒和热这两种，风、暑、火、燥均属热，只有寒、湿属寒。所以说，到了赤道那里，它有什么呢？它有湿和燥，有旱季和雨季，实际上也反映了寒和热的状态，但因为那个地方四季不分明，阳有余而阴不足，所以人活到45岁就算是长寿的了，就是因为它升有余而降不足。我觉得在理解"地气上为云，天气下为雨"这句话时，如果仅仅认识了上面是天，下面是地，而对于这种天地的交泰没有深刻认识的话，那中医还是没有学好。认真理解这句话的目的，是为今后学习运气奠定基础！

运气是什么？天地间之气。在天地之间有一种地气上升、天气下降的这么一种特殊的环境，所以地球上有生物和人类，而人类的这种生长繁衍以及自然界一切生物的生长繁衍和这种地气、天地之间的交汇有着密切的关系，这就是中医学所讲的"五运六气"学说！"五运六气"在这段话里没有提到，但是如果深切地体会了"地气上为云，天气下为雨"的这么一种观点，那今后对运气学说的理解就容易多了！老子说"道生一，一生二，二生三，三生万物"，你要是不了解"三"，就不会理解怎么生出的万物！这"三"在哪儿呢？"三"其实就是"地气上为云、天气下为雨"这么一种运气的状态，它才会生出万物，也才会有人这种特殊生物！所以希望大家对这句话不要机械地去理解。天在上边，地在下边，人的上边为阳，下边为阴，只有人体在腹以上的阳气下导，腹以下的阴气上承，人体才能处于一种正常的状态。如果人体处在一种阳气在上边，阴气在下边，上面该怎么热就怎么热，下边该怎么冷就怎么冷，那此时可能就离作古不远了！

三、清阳出上窍，浊阴出下窍

接下来讲的是："故清阳出上窍，浊阴出下窍；清阳发腠理，浊阴走五脏；清阳实四肢，浊阴归六腑。"人分七窍，有上窍有下窍，凡是清气都应该从上窍走。因此，凡是上窍不利的时候，包括眼、耳、鼻、口、舌，首先应该想到的是清气不升。例如老人的耳朵聋了，听力不好，为什么呢？因为肾气不能上承，精气不能升于耳。老人眼花，是因为肝气不能上升明目。老人流鼻涕，那是由于肺气和脾气不能通于上。老人反应不像年轻人那样灵敏，那是心气不能通于上。凡是上面五窍的问题，一定要从人体的正气，清气不升去考虑。李东垣创立的一个方子叫益气聪明汤，其中用黄芪、人参这些药物去补气，用葛根、升麻、蔓荆子轻扬升发、上行头目、聪耳明目，就是从脾肾两脏入手，让清气上升。"浊阴出下窍"，大小便不通的时候，要注意有可能是浊气不降，这比清气不升要复杂一点。浊气不降，大小便不通，涉及脾胃和膀胱。其中一种是由于邪气造成了本身的疏泄不利，这种应该实者泄之。比方说临床常用的大小承气汤，或者通利下焦的方法，就是针对体内浊气不降，内有瘀滞的状态，这是一种实证！

另一种是虚证，由于中气不足，清气不升，造成浊气不降。如果遇到这种病证的时候，就要升清为主，则浊气自降！举个例子，小孩上厕所，进去一下就出来了；而老年人常常是坐在厕所半天也不见出来，但其实大便也不干，这是为什么呢？因为老年人中气不足，清气不升，所以浊气不降，治疗时就不能给他吃大黄了，而要用点补气的药，让上边的气一足，大便就下来了！

因此，当遇见大小便不利的时候，不要只想到怎样通利二便。有的患者是属于内里浊滞不降，滞在里面，那降浊是正确的；还有一种，尤其是对于老年虚性病证来说，一定要注意清气升则浊气降。

中医还有一种治法叫提壶揭盖法，就是一种下病上治的方法！所谓的提壶揭盖，就是咱们倒茶的时候，如果茶壶上面没眼，而把这个盖摁住了，则水怎么倒也倒不出来，当把这个盖一打开，水就顺利地倒出来了！这就是提壶揭盖法。

我们读这段经文的时候，不仅要从字面上去理解，更多的还得从根本上去体会其真正的含义。为什么秦老说读中医书的时候要反复读，不断地读，当了一段时间医生以后再回来读，其实就是这个道理，我们只有在这样不断阅读的过程中，才会对中医的理论理解得更深一点。

四、水与火的关系——既济与未济

"水为阴，火为阳"，水火者，阴阳之征兆也！如果说阴阳的概念更抽象一点的话，那水火的概念就具体一些了。我们在读中医书的时候，常常看到"水火既济"，或者"水火未济"。既济和未济，是八卦里面的两个卦象，六十四卦的最后两卦，一个是既济，一个是未济。所谓的既济，就是水在上，火在下；未济，就是火在上，而水在下！这两个卦象，和前面讲的泰卦和否卦的道理是一样的！

读《内经》的时候会了解到：人肚脐以上为阳，肚脐以下为阴；心为阳中之太阳，肾为阴中之太阴；肾主水，心主火。如果心火下降，肾水上承，就出现一种水上承而火下降的状态，这就叫"水火既济"，这时候人就处在一种安静平稳的状态。如果心火上炎，肾水下降，火在上而水在下，就形成了一个水火不相交的状态，那么这种状态就叫"水火未济"。济者，和也。既济和未济，就是阴阳相和与阴阳不和的状态。那么在不和状态的时候，水在下而水气不上承，火在上则心火不下降，人就会出现失眠、多梦、心烦等症状，天天跟人发脾气，这是一种心肾不交的症状，反映了水火不济。认识中医理论，切不可过于机械，就像前面那个教中医基础的同仁说的，天本来在上面，地在下边，一变成这个卦象，必须是天在底下，地在上面；火本来在上面，水应该在下边，但这个既济卦，必须是水在上面，火在下边。这个道理就是，只有阳气下降，阴精上承，才能处在一种交汇的状态，也就是前面讲到的"地气上为云，天气下为雨"的状态。学习中医，要是只记住了这一面而记不住另一面，那就等于只知道有形的东西却不知道它的变化，所以不仅要看到有形的天和地，更要看到天地之间的这种变化和交汇。

　　刚才有同学问，中医的发汗和利水是什么关系？中医讲"开鬼门""洁净府"，鬼门就是汗孔，净府就是膀胱。张仲景讲过一句话，说："服桂枝汤，或下之，仍头项强痛，翕翕发热，无汗，心下满微痛，小便不利者，桂枝汤去桂，加茯苓白术汤主之。"这个条文很多人都在争论。为什么表证没解，又头痛、发热、无汗，还不用桂枝？有的人说错了，应该加桂枝。其实道理很清楚，这个病证"服桂枝汤，或下之"，就是说这个医生看到患者的时候，已经有大夫用桂枝汤发汗去解决头项强痛、翕翕发热的症状，或者有的大夫从"心下满，微痛，小便不利"的这个角度出发，用了攻下的办法，但病证没有解决！所以患者仍然存在"头项强痛、翕翕发热、无汗"这样的表证，同时存在"心下满，微痛，小便不利"这样的里证。那么张仲景对这样的病证用了什么呢？他用了桂枝去桂加茯苓白术汤！为什么要去桂呢？因为这个时候，表证之所以不解，是由于内里有水湿的停蓄，净府不洁，鬼门不开，内里的水湿没有去掉，你用下法或汗法都没有办法解决水湿的问题。由于内里的水湿停聚造成汗发不出来，所以服桂枝汤或用下法都不对。那张仲景就把桂枝汤中的桂枝去掉，加上了茯苓和白术。茯苓和白术是干吗的呢？能温阳利水！让这种由于水湿停聚造成的"心下满，微痛，小便不利"等症状去掉，水湿一去，表证也就解了！

中医治病，要把人看成一个统一的整体。比如说正常发汗的时候，有些人的汗怎么发也发不出来的时候，就要注意鬼门和净府是同源的，外窍利则内窍利，外窍不利则内窍不利！在学习中医的过程中，中医的辨证思维学起来会比较复杂。比如头痛，不像西医那样吃点止痛药就行了，就是因为头痛的病机特别复杂，病证之间又相互关联，所以就一定要认认真真地去分辨！"治病必求其本。本者，本于阴阳！"一定要抓住病机，好好考虑，从本病下手，治疗就会有效！

五、气归精，精归化；化生精，气生形

刚才讲到了水和火，下面这段话："阳为气，阴为味；味归形，形归气；气归精，精归化；精食气，形食味；化生精，气生形；味伤形，气伤精；精化为气，气伤于味。"读起来比较枯燥无味，不容易理解！秦老在这里用一个图（图1）的形式进行了大致的划分，我觉得秦老的这个解释是正确的！这句话是呈现了人吃进去的五谷精微怎样化生成为精、气、神的这么一个过程！人吃进的味通过脾胃的运化以后是要化生成气，如果说味是有形的东西，那么气就是无形的。无形不是不存在，气是无形的精微，而气又可以化生成精，精又可以产生成神，神在这里用"化"来表示，这是讲的是一个正常的饮食消化规律！

反过来讲，气的产生一定要消耗味，一定要消耗营养物质。而气的过度消耗就要食味。天天劳动干活的人，堂堂一大个子，要是不给点饭吃，那这个人根本就没气，这就叫作气要食味！如果你的精气过于耗散，就容易耗气。比如有些人一天到晚念书，念得特别苦，晚上开夜车，耗的是精，时间一长就耗了气，所以精和气之间就是这么一个关系。而有的人不耗精，每天晚上都不睡觉，天天不是这事，就是那事，这种容易耗神。神是精气化生的结果，如果气消耗多了同样会消耗精，而神如果消耗过度同样会消耗掉精与气，味、气、精、神是相互关联的，这一段话阐述的就是这样的一个变化规律！

　　不要把这种变化规律看得很神秘。再打个简单的比方。比如你要是天天去打游戏，天天晚上不睡觉，就会耗了你的精，第二天早上绝对没气！它们之间就是这么一种相互影响的关系。你过度疲劳以后，就会觉得耗气。现代科学方法还没法描述一个人吃进的饭如何变成身体的有用物质，我与美国和英国的学者接触过，到目前为止，科学界还没有一个实验室能够重复这么一个实验。但是我们的祖先，没有选择在实验室，而是用味、气、精、神的这么一个规律来反映它们之间的相互关系。中医在治病和认识问题的时候，不是从实体入手，而是从关系入手，比如汗和液的关系、水和火的关系，都是从关系入手来理解这些问题。一名好的中医大夫，看到了火，得想到火旁边的水，看到了精，得想到旁边的气，只有站到这个高度，才不会一叶障目。如果看到火的时候，周围的东西都没有看见，恐怕这个中医大夫就很难当好！中医治病，看的是关系，看味、气、精、神之间的相互关系。如果大家这样去理解中医的理论，应该就不会觉得难了！

　　这段话中，"精化为气，气伤于味"值得注意！这里指的是如果不过度，它就能起到治疗的作用，如果过度了就会起反作用！任何一味药，任何一种食物，如果过度地摄入，则误伤于味，就要伤精！有人说我这身体不好，天天喝点人参行不行？这个时候你就要记住，气伤于味！明明不需要人参的时候，你老吃人参，恐怕就不是补气的作用，而是要伤气的！中医讲阴平阳秘，其实说的就是人必须要有一个度。气是什么？你不吃五谷杂粮绝对不会有气，人不吃不喝，7天就要死了！先天之气再怎么补，后天之气不给补充也活不了！但是如果一味地大餐，同样也会出问题。现在很多患者就是"气伤于味"，天天喝酒吃肉的人要么是心血管出毛病，要么是内分泌出问题，这就是"气伤于味"了，膏粱厚味太过了，就必然损伤人体的气！可能初学的同志觉得这段文字比较难理解，秦老针对这段文字画的这个图（图1），基本上反映了中医的思维过程，大家可以认认真真地去体会其中的内涵！

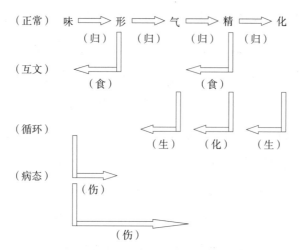

图1　味、气、精、神相互关系示意图

第五讲 阳气与十二时辰

一、阴味出下窍，阳气出上窍——气味乃中药之奥秘

"阴味出下窍，阳气出上窍；味厚者为阴，薄为阴之阳；气厚者为阳，薄为阳之阴。"味和气指的是中药的药性。中药学的基础是四气五味，四气指寒、热、温、凉，五味指甘、苦、酸、辛、咸！但现在的中药学，不管是中医学院还是西医院校，从事中药研究的同志，几乎已经把中药的四气五味全丢了，他们一天到晚研究的实际上都是什么呢？是药物的所谓有效成分！这是一种现代药物学的分析方法，也是西方医学研究药物的方法。但我们祖先在治疗疾病过程中，是通过四气五味以及升降浮沉来使用中药的，这是我们中药学的灵魂。从《神农本草经》的 365 种药物到《本草纲目》的 1892 种药物，没有一种药物化学的记载，而我们的祖先就能成功地运用这些药物去治疗和预防很多疾病，为中华民族的繁衍昌盛做出了巨大的贡献。

所谓的气、味，是指什么呢？实际上讲的是中药的作用，升降浮沉的作用。说味厚者为阴，薄为阴中之阳，后面讲味厚则泄！比如大黄是属于味厚的，它不是主气，煮完以后，你闻大黄的味就知道，它的味道是很厚的！熟地黄，也是属于味厚的药，味厚者为阴，味厚则泄，所以它也有通下的作用。"薄为阴之阳"，薄是什么呢？味薄者，前面是少了一个"味"字，实际上是"味薄者，阴之阳"，薄者为通，味薄则通，它承前省略了"味"字！比如像厚朴、枳实，它们也是厚味，但是这些味呢，和大黄、熟地黄比起来，就不是那么厚了，而是相对地薄了，所以有通利气机的作用！总的来说，不管是泄也好，通也好，发也好，散也好，指的是味的作用。同理，下一句话说"气厚者为阳，薄为阳之阴"，说气厚

是纯阳，气薄是阳中之阴。气是分为寒热温凉的，气的厚薄决定了气的升降浮沉，也是气的作用。前面用阴阳来归纳了气和味的阴阳属性，后面进一步明确了气、味的作用："味厚则泄，薄则通；气薄则发泄，厚则发热！"这几句话正是讲了气、味与它们的作用之间的相互关系！

《内经》理论涉及中药的许多药性，但真正从中医理论来研究中药药性的人越来越少了！这段话是从《阴阳应象大论》里选取的，另外在《至真要大论》里也有相关论述。很多中医大夫常常有一种感觉，就是有时候用这个药有效，有时候用这个药就没效，为什么会出现这种现象呢？除去中医辨证以外，对于中药而言，什么样的气候条件，什么样的运气条件，什么样的药长得好，哪个部位的药性特别好，这些都没有人去研究。而这些理论在《内经》中，尤其是在"七篇大论"中有关五运六气的内容中都讲到了，包括在什么样的季节条件下、什么样的气候条件下，这个药的药性是最好的！这一部分的理论研究，恐怕也是目前中医研究的一个空白。现在只要是能采到这个药就不错了，还管它什么产地，什么时间采的！但我认为，随着中医学的进一步发展，对这些问题的研究必然会提到日程上来！

这段话讲的就是味、气和它的作用，希望大家能结合中药学的理论来认真地体会。味就是刚才说的甘、苦、酸、辛、咸，气就是寒、热、温、凉，作用就是升、降、浮、沉！如果能从气味与升降浮沉的作用等方面入手，对中药学的理论会有一个更深的理解！中药学后世发展的四气五味，实际上都是从这段话发展过来的！但现在很少有人去研究中药的四气五味了，大多在研究中药中的具体成分，就如人参皂苷等，脱离了中医学的基本理论！我还是希望大家在研究中药学时，要把这段话作为基本理论和纲领！

二、少火生气，壮火食气——少火与壮火的辩证关系

下面这段话我觉得很重要："壮火之气衰，少火之气壮；壮火食气，气食少

火；壮火散气，少火生气。"这里边提出了两个概念，即少火和壮火。这段话有点像绕口令。大家首先要记住"少火生气"，为什么少火生气？少火是什么呢？少火是正常的生命活动的主宰者。如果只是这么跟大家讲的话，可能很难理解！但大家可能会有这样的经历：小的时候，晚上睡觉被子没盖好，肚子凉了，出现拉稀，为什么呢？因为受凉以后，体内正常的运化功能受到影响了，这时候少火就不能生"气"，就会出现完谷不化。少火是一种什么东西呢？其实就是人从母亲肚子里生下来以后，在他完成自己生命过程里边，能维持正常生命活动的能量，中医就把它叫作"少火"。其实就是我们每个人吃进去的水谷，最终能够转化成维持人体生命活动所需要的气血和精微的能量。正因为有了这种能量，有了这种火的存在，人体吃进去的五谷杂粮，才能够化生气血，这就是"少火生气"。很多老年人，由于火力已经不足了，所以常常会出现腹泻，而小孩就相对好一点！

相对应的是"壮火食气"，壮火又是什么呢？壮火是一种邪火，这种邪火既可以由外面产生，也可以从体内产生！外面产生的火，如夏天的时候，很多同志会觉得"苦夏"，天气特别热的时候都不想吃饭了，为什么呢？因为外面的火热太厉害，损耗了人体的正气，就不太想吃饭！这就是"壮火食气"！这不是有病，而是外边气候的火热，损伤了人体的正气，不能够运化水谷精微所致。至于体内产生的火，假设哪天谁惹你生了气，你觉得心里特别难受的时候，你也不想吃饭，因为中医说"六淫皆可化火"，这种壮火同样会食气，它影响了你的正气，使你不想吃饭！

少火与壮火之间的辩证关系，《内经》认为是"壮火之气衰，少火之气壮"。人体正常的生理功能很旺盛的时候，就会觉得精力非常充沛，这叫"少火之气壮"。那如果一个人在夏天的时候，觉得自己没精神，或者在生完气以后也觉得没精神，这就叫"壮火之气衰"。那后面的"气食少火"和"少火生气"又是什么意思呢？怎么气还食少火呢？这里是把气食少火和少火生气做了个相反的论证，意思是这个少火非常旺盛的时候，就会产生气，这就是"少火生气"；但这种气的运动必然要损耗人体的某些功能，这就是"气食少火"！临床上大家要重点注意少火生气和壮火食气！临床用桂附八味丸补肾，用四君子汤补脾，之所以使用附子、肉桂，或者使用人参、甘草，是少火生气，就是要通过温阳的办法，使得正气得到支持！可见这段话不止在解释生理的时候很重要，对治疗疾病也是有指导意义的。因此，不管你理解到什么样的程度，这段话一定要记熟！在临床过程中，凡是遇到火热疾病，源于气虚疾病的时候，一定要从这个角度上去考虑，中医常用的甘温除热法实际上就是从这个理论衍生出来的！

三、重寒则热，重热则寒——"物极必反"的阴阳之理

"阴胜则阳病，阳胜则阴病；阳盛则热，阴盛则寒；重寒则热，重热则寒。"这段话是在阴阳理论基础上进一步衍生出来的。"阴胜则阳病，阳胜则阴病"，既可以从外感病的角度来理解，也可以从内伤病的角度来理解！"重寒则热，重热则寒"，实际上就是"热极生寒，寒极生热"。比如前面说的感冒，刚开始会出现发热、怕冷等症状，当冷到一定程度后就开始发热，当热到一定程度的时候又会出现寒战，中医说"寒化为热""热化为寒"！寒热是阴阳的一种反映和表现，阴阳之间是可以在不同条件下相互转化的，如果把它看成死的，就像只看到夏天和春天，看不见秋天和冬天一样，那恐怕在认识上就会出问题，治疗上就要出纰漏！

虽然就这么两句话，但如果你真正结合临床去理解，或者自觉地用这两句话指导自己去读古人书的话，那张仲景和叶天士是绝对不会打架的。一个讲的是"留得一分阳气，就留得一分生机"，一个讲的是"存得一分津液，就留得一分生机"，其实是各有奥妙在其中！"阳胜则热，阴胜则寒""治病必求其本。本者，本于阴阳"，阴阳在人体中最大的、最突出的反映是寒和热。所

以辨病时，首先着眼点是什么呢？得从患者外在的寒和热这两个最典型的特征上去把握。一般来讲，热表现了阳胜，寒表现了阴胜；热表现了阴虚，寒表现了阳虚。临床问诊时，患者经常会告诉大夫，说特别怕冷，而且只要有一点小风就感到特别的凉！这些现象反映了寒和热的现象，反映了阴和阳的本质。

后面接着讲了"重寒则热，重热则寒"，就是过度热的时候就会出现寒战的表现，过度寒的时候就会出现热的表现。如果前者讲的是"常"的话，那后者讲的则是"变"，中医将它们概括为"知常达变"。我在实习的时候，有一个十来岁的孩子入院时，四肢厥冷，面色青白，西医诊断为"中毒性疫疹"，但西医没办法，于是请胡老（胡希恕先生）去会诊，当时是晚上十点多钟。胡老去了以后，孩子已经昏迷了，胡老摸摸胸口，胸中仍是灼热。胡老说四肢厥逆，心口滚烫，神志不清，甚至躁动不安，这是热极生寒的表现。老师就开了一剂大承气汤，大黄、枳实、厚朴、芒硝，开完以后让医生赶快煮，煮好了端来用胃管打进去。到早上七点钟，孩子醒了，泄了一大堆又紫又黑的东西，病情好转。这个病例说明了什么？如果此时要是看到四肢厥冷，脸都发青了，恐怕有的大夫认为得用人参、附子补一补，那这个孩子恐怕就不行了！我们既要知道"阳胜则热，阴胜则寒"，更应该知道"重寒则热，重热则寒"这种"物极必反"的道理！在临床过程中要非常仔细、非常认真地去观察患者的变化。

我在临床中也看到很多患者特别怕冷，一看就是阳虚的疾病，但却表现为无汗、燥热，特别烦躁。在这个辨证过程中，有一个症状很关键。患者会告诉你特别热，但你要是拿杯凉水给他，说你把这个喝了，他看见了就不想喝，或者他喝了两口就喝不下去，那绝对是真寒假热！因为体内过冷，已经把阳气都逼出来了，这时候即便再不拉大便，也切忌用大寒的大黄！干姜、附子必用，这个叫"重寒则热"！《伤寒论》中使用白虎汤治疗热证是怎么用的？一定要有四大症：脉洪大，大渴，大汗，大热！这时候才能用白虎汤！

中医大夫一定要"知常达变"，前两句讲的是"常"，后两句讲的是"变"，自然界存在着这样的气候变化，人的机体中也存在着这样的变化，所以古人讲"至虚有盛候，大实有羸状"。"至虚有盛候"是指这个人虚到一定程度会表现出一种非常强壮的症状，"至虚"就是极虚的时候，常常会表现出实象！"大实有羸状"，是指体内的气血都处在凝结的状态，就会表现出"虚羸少气"的症状，这时候以实为主，却表现为一种虚象！另外，中医可以通过脉象诊断虚实。如有人的脉象非常浮，一按就非常沉大，患者表现语气低微呈嗜睡状态，这时候应该从沉脉中去找感觉，如果脉象按下去虽然很有力，但重按下去，一定是沉细的，那就是"至虚"的症状出来了！如果那个脉象刚刚按下去是一种无力又沉的感觉，重按下去却感到一种沉浮有力的感觉，那就是一种"大实"！千万不要说，这个人连脉都摸不着，就说这个人快不行了。其实不是，有可能是他的气血凝结，这种情况下的脉象搏动不起来了，这是实证！

《阴阳》这一篇里的很多内容，希望大家一边读，一边临床，一边领悟，并且不要轻易放弃，读中医书"宁涩勿滑"，就是读一遍绝不要轻易滑过去！滑过去会影响你对文意、对古人意思的理解！

四、寒伤形，热伤气；气伤痛，形伤肿——临床常见症状的阴阳之理

"寒伤形，热伤气；气伤痛，形伤肿。"寒和热是两种最常见的基本致病邪气，是外在表现中常常可以看到的两种现象。寒邪常常伤的是人的形体，比如身体受了寒以后，首先感觉到的是身上发冷、毛孔都耸起来了。而被热邪伤到以后呢，首先是气方面有感觉。比如夏天特别热的时候，首先是感觉气喘不上来，冬天感冒的时候会觉得四肢都非常紧的！"气伤痛"，气行则血行，当气受到损伤的时候，气血受到郁滞，不通则痛。所以遇到"痛"的症状时，首先要想到患者气血运行受阻。"形伤肿"，当形体受伤的时候，首先反映的是形体上的变化。如看到脚肿、眼睛肿、头面肿这样的患者时，你首先应该想到可能是寒邪，这种突

然间头面全肿的症状，中医认为是风水，那么用啥呢？越婢加术汤！这个方子其实非常简单，就是麻黄、石膏、甘草、生姜、大枣、白术，都是常用的药！中医说的风水，大多数是西医临床说的急性肾炎，常表现为第二天醒来，下半身肿了，眼皮也肿了，双眼睁不开了！中医认为是寒邪伤形，所以中医治疗重在"开鬼门"，常用《金匮要略》里的黄芪防己汤。这一节通篇文字，是通过阴阳来反映疾病病机的。"阴阳者，天地之道也，万物之纲纪，变化之父母，生杀之本始""治病必求其本"，再接下来一句话应该是"本者，本于阴阳"，从阴阳这个角度对万物进行总结概括，恐怕至今都还没有！希望大家在掌握这个基本理论的基础上要善于去悟！

　　"喜怒伤气，寒暑伤形"，中医把疾病分为外感和内伤。这里用"喜怒"概括了"喜怒忧思悲恐惊"的七情，用"寒暑"表示了"风寒暑湿燥火"的六淫。机体外感邪气，首先伤的是人的形体；七情过度的时候，伤的是人的气血！很多风湿患者，由于风寒湿邪合而为病，产生痹证的时候，常常有形体上的改变。而内伤病，首先伤的是气血！中医治疗七情过度，首先得调气血，气血一调，情绪就好了！甘麦大枣汤啊，温胆汤啊，酸枣仁汤啊，都是从气血角度去调整的！在中医学的整个思维里，非常注重这个人的整体状态，会根据患者的不同状态，从不同的方面、用不同的方法去进行调整！中医在看病的时候，从来没把这个人看作是什么细菌，什么病毒，也不把人看作是一个什么物质的人！中医关注的是，这个人在当前这种状态下，所产生这个疾病是从哪里来的，然后根据病因以及目前的状态来进行调整！

　　这一篇是《内经》阴阳学说部分，刚才我们解读了外在形象的寒、热、气、肿、痛，这些都反映了阴阳学说的一种最本质的东西。在今天的这种生活条件下，更多的疾病其实都是情志疾病，比方说疲劳综合征、神经衰弱，这些疾病伤了气，首先影响的是人体气机的变化。《内经》提到"喜怒伤气"，后世医家在这句话的基础上，把它发展为"喜怒伤神"。《内经》讲五脏的时候，会提到五神脏，即神、魂、魄、意、志，对应的是心、肝、肺、脾、肾，这就是所谓的五神脏理论。这种归纳方法，说明我们的祖先非常科学，认为人是区别于其他一切动物的高级生物，喜、怒、忧、思、悲、恐、惊的七情变化跟人体内脏的损伤关系密切！所以《内经》的开篇就说"虚邪贼风，避之有时；恬惔虚无，真气从之"。如果七情的变化过度了，就必然损伤了脏器，它不是伤了形，而是伤了神，伤了气。《素问·举痛论》里讲"怒则气上，喜则气缓，悲则气消，恐则气下，惊则气乱，思则气结"，都是说明"喜怒伤气"的结果！

我的一位老师，现在是我们文献界一位很有名的老师，"文革"的时候受到了很大的冲击，被打成了"右派"，经历了很多的磨难。当时让他去编书，最终完成了包括马王堆的古书以及敦煌的许多著作的整理工作！我曾经问过老先生一句话："您经过了这么多磨难，您是怎么养生的呢？到现在头发还没有全白！"他说："我告诉你，勤动脑体不动心！"我觉得老师的这句话太高明了，他把中医学透了！他认为四肢全是用的工具，一个人要对社会做贡献，四肢全得用！但遇见各种各样事情的时候，要做到不会觉得难受，不动心！每天晚上躺在床上，敢与天地日月同辉，这就叫不动心，就是不让喜怒七情来伤神！任何一个懂养生的或者长寿的老人都有一个共同点，就是不伤心！无论是什么事，得或失，都不会看得那么重。如果一个人天天把自己的功名利禄看得太重了，既伤神，又伤形，就算天天吃什么滋补品，那都是枉然！

说到"伤神"与"伤形"，可能现在的中医大夫会发现，临床中碰到更多的疾病是神志病，伤形的疾病比较少了。因为在市场经济的竞争激烈中，很多年轻人考完大学再考研究生，上完研究生又要出国，天天脑子里都是这些东西，完全没有轻松的时候。或者有些人大学毕业着急找工作，哪个公司挣的钱更多，这些事情耗伤了心神。过悲伤肺，忧思伤脾，恐则伤肾，所以神志致病越来越多！在对患者的诊治过程中，要把这种情志的变化和疾病有机地结合起来。如果判断患者的疾病是吓出来的，就补补他的肾气，平平他的胆气；如果是思虑太多而引起的，就通通他的脾气，患者的情况就会好很多。这几句话非常重要，在看病的时候可以起到指导作用。

五、十二时辰的阴阳变化规律

"天不足西北，故西北方阴也，而人右耳目不如左明也。地不满东南，故东南方阳也，而人左手足不如右强也。"这是对大多数的人来讲的，特殊人例外。有的人左撇子，左手就是比右手强！但大部分人确实是这种规律！这里所讲的阴和阳，"天不足西北""地不满东南"是根据《周易》的圆图和方图来说的。这段话如果深入去讲的话，首先得把八卦或者六十四卦的圆图和方图理解了，把乾、坤所处的位置先确定下来，结合这些知识才能更好地理解这里的"天不足"和"地不满"到底是怎样一回事！秦老在这个讲义中把这段话省略了，如果大家有兴趣的话，可以读李中梓《内经知要》的原文，原文把六十四卦的圆图和方图都排列出来了！这里就不再进一步深入去解说了。

后面是节选了《金匮真言论》的一段话："平旦至日中，天之阳，阳中之阳也；日中至黄昏，天之阳，阳中之阴也；合夜至鸡鸣，天之阴，阴中之阴也；鸡鸣至平旦，天之阴，阴中之阳也。"它是把一天从子时再到子时的十二个时辰里阳气的分布情况做了一个大致的介绍。要注意的是，子、午、卯、酉这四个时辰特别重要，子时，是半夜的 11 点到凌晨 1 点；午时，从中午 11 点到下午 1 点；卯时，从早上 5 点到 7 点；酉时，从下午 5 点到 7 点。一个是早上，一个是下午。这四个时辰中，子时是阴气最重，一阳生的时候；午时是阳气最重，一阴生的时候；卯时和酉时则都是阴阳平均的时候。这四个时辰之间的变化，代表了阳气的四种状态。合夜至鸡鸣，就是从子时到卯时这个时间，正好是阳气逐渐地升；平旦至日中，就是卯时到午时的时候，阳气是从升到长到最盛；日中至黄昏，就是午时到酉时的时候，阳气就开始逐渐地减少；黄昏到合夜，就是酉时到子时的时候，阳气就彻底地没有了！掌握了这么一个规律，在治病的时候就要注意，那些气虚的患者，阳气不足的患者，常常在上午的时候感觉特别疲劳，就是因为阳气应该升发的时候却升发不起来了。最典型的是五更泻的患者，这种患者是清早起来就泻，阳气不足！李东垣的补中益气汤证有个非常明显的特点，就是患者早上起来就觉得头晕，非常难受，这说明他的阳气不足，那么在治疗的时候就应该以补气为主！

第六讲　运气学说是中医学基本理论的基础和渊源

一、运气之学，源于《内经》

在《内经》理论里，五运六气是一个很重要的内容，如果大家读过《素问》的话，就会知道。《素问》里的"运气七篇大论"，主要谈的就是五运六气。《素问》的成书最早见于《汉书》，到晋代皇甫谧的时候，他把《素问》《灵枢》，还有《明堂经》这三部书合在一起，形成了针灸学的鼻祖著作——《针灸甲乙经》。在皇甫谧的时候，《内经》就已经是不全的了，他在写作《针灸甲乙经》的时候，认为《素问》第八卷已经丢失了。到了全元起的时代（如果说皇甫谧是公元二百多年，到全元起注《素问》的时候，就是公元四百多年的时候），其所注的《素问》也没有第八卷！一直到王冰，重新整理《素问》的时候，从他老师那里得到"阴阳大论"的这部分内容，他认为"阴阳大论"就是《素问》的第八卷，于是把这七篇大论加进了《素问》中，这是《内经》中出现五运六气这个概念的历史背景！

对五运六气的看法，中国历代医家的意见是褒贬不一的！有相当一批医家认为五运六气是根据自然界气候变化的规律来探讨人和自然的关系，人在什么样的状态里就容易出现什么样的疾病，这是一个规律。所谓的运，它是把中国的干支纪年，即甲乙丙丁戊己庚辛壬癸这十个天干和子丑寅卯辰巳午未申酉戌亥这十二个地支有机地结合起来。十天干两两成一对，甲乙、丙丁、戊己、庚辛、壬癸按照木火土金水的顺序排列下来；又把十二个地支，按少阳、阳明、太阳、少阴、太阴、厥阴这么一种规律排列下来；然后把十天干和十二地支再结合起来，就形成了六十甲子。

那么运用五运六气去研究中医相关问题的着眼点在什么地方呢？我是这么

认为的：五运六气学说看似很复杂，但其实一点也不复杂。五运六气中的六气指的就是风寒暑湿燥火。简单来说，五运六气就是风寒暑湿燥火这六种自然界所存在的气候变化按照木火土金水的规律去运行和变化，当然这里面的内容是相当丰富的。五运六气这个理论一方面是本身不好理解，另一方面是我们每个人都置身于这种气交之中，天天都是这样，你怎么知道这个规律就这么可靠呢？对于这个理论，你只有深入进去，自己慢慢地去感觉才能体悟到。古人所说的木火土金水的五运不足，不是简单地说木火土金水，它是指地球这么一个特殊的星球在银河系的二十八星宿的共同作用下，在甲年和己年的时候常常反映了一种土气过旺的状态，在乙年和庚年的时候反映了金气过旺的状态。这是我们祖先不止是对中医学，也是对物候学、天文学的一个重大创新。由于我们每一个人都生活在一个很短的这么一个历史阶段，而且中国的地理跨度又特别大，所以我们有时很难从整体上去感受到这种作用或者变化。

比如像今年（1999 年），是己卯年。按照五运六气的理论，己年是土运不及，水气就会偏旺，这是第一个特点；今年夏天，就是四之气，是太阳寒水主令，应该以寒为主。它的主气是太阴湿土，客气是太阳寒水，北京今年出现了异常的状态，温度一下子上到了 40℃。但请大家注意一下，今年全国的温度下跌，并不高，尤其是应该热的南方，当咱们这最低温度是 27℃ 的时候，火城南昌的同志告诉我那里最高的温度是 27℃。因为我们国家地域很大，我曾经咨询过，今年夏天整个全国的平均温度，除去华北地区，就是天津、北京相对高，与往年相比的话，全国的整个温度低于往年，那么就说明了在四之气，应该热的时候，它的客气是太阳寒水，太阳寒水是以寒为主，这就决定了今年夏天整个的全国气候是寒大于热，从重庆一直到南京的所谓"火城"都看不到温度过高的现象。我们如果要研究的时候呢，因为中国的地域很大，所以不能单纯地用五运六气去研究某一个地区，不能用该地区的情况来代表整个华夏的情况。比方说如果要用气温来评估寒热的话，就得去查全国的平均温度！

二、运气之象，源于生活

此外，今年（1999 年己卯年）还有一个现象让我感到特别惊诧。今年是甲己之年，甲己化土，是土气不足的一年。土气不足在中医是化气不足，即生长化收藏的"化"。什么是化气不足呢？就是那些果子、小麦等形成种子的这个力量不够。今年我专门调查了一下我们的那些农民，他们说今年麦子的长势特别好，一看就知道它特别茂盛，但因为今年土气不足，就必然会出现土所克的水气偏旺，而克它的木气也偏旺。尤其今年又处在己卯年，卯年呢是木气偏旺的一年，所以出现小麦长势非常旺盛的现象不奇怪，但土气不足的直接结果则是化气不足。河北三河周围的农民告诉我一个特别奇怪的现象：今年麦粒长得特别好，麦穗也长得很茂盛，但是打完粮食上称的时候，发现它的分量不足，同样一袋麦子，去年一袋麦子 210 斤，今年才 180 斤或 190 斤。为什么同样是一袋麦，今年的麦子就明显地出现了重量不足呢？这使我想到了一个问题，化气是什么呢？就是从生长到结果的时候，因为结果的那种力量不足，所以麦子能开花，也能打籽，但化气不行，出来的麦粒质量有皮没籽，或者里边籽的含量低了。

这个事情使我深刻地感觉到，不能轻易地把五运六气否定掉。因为古人写书，既不想评职称，也不想涨工资，他们没有必要去骗别人，也没有必要为了自己的私利去故弄玄虚，尤其上古时代的人写的东西，它是一个非常真实的记录，这种真实的记录里边，一定有一个非常合理的内涵，只是由于时代太久远，我们对于古人认识问题的方法、研究问题的方法已经陌生了；再加上在历史发展的过程中，今天给它穿上马褂，明天给它穿上西装，或者哪天又给它穿上和服，最后我们不知道他们到底讲的是什么。所以作为一个中医工作者，对待中国古代文化，首先应该把自己置身到古代文化的氛围中去，想古人之所想。古人为什么这么想，古人的那些东西在几千年发展过程中，走过了一个什么样的路，到了今天哪些东西没有验证，哪些东西可能会随着时代的变迁有所变化，这些都是中医工作者应该去思考的。但不要把我们今天想得太伟大，今天的伟大就是在古人、在前人的基础上建立起来的，对古人的很多东西我们应该抱着一个非常客观、虚心的态度去学习，这样可能认识得更为深刻。很多人没学中医之前，一听到阴阳五行，就觉得是玄学，说那是骗人的，就只会算卦，但等你真正进入到中医领域以后，就会觉得它有着博大精深的内涵，确实值得我们去研究。用古人的这种方法去研究很多问题的时候，可能站在这个层级里边你看不到，只有跳出这个层级才能看得清楚！恐怕应该这样来理解！

三、运气之学，规矩之道

我最近向同学们推荐过陆懋修，是清代的一位著名医家。在五运六气的研究方面，这位老先生是下了大功夫的。他在祖父的基础上，从上古黄帝八年开始，就是从有天干地支开始，一直推演到清末，每60年自然界的气候变化是一个什么样的特点，根据这个变化特点，他分析在中国几千年的历史发展过程中，为什么有的医生特别爱用石膏和麻黄，有的医生爱用人参和干姜，那是因为每60年气候变化的主要特点，决定了这个大夫在这种环境里用干姜，或用麻黄，或用石膏就有效！我看完了以后，不得不被我们祖先的伟大所折服。小到我们刚才说的，从11月22日到1月22日这60天，大到一年的360天，再大到60年的一个甲子，恐怕都是一个道理！在这个问题上，历代很多中医都忽视了，绝大部分的中医都是研究麻黄能治什么病，石膏能治什么病，而忘记了天人合一的道理！今天真正要成为一个好的中医大夫，我觉得不仅要知其然，而且要知其所以然！

五运六气所提示的很多道理，是实实在在能从临床中看到的！比如去年（1998年）是戊寅年，戊癸化火，戊年是以火热为主的一年，是火运偏旺的一年！去年又是寅年，寅年是少阳相火主令，少阳相火司天，厥阴风木在泉，就是厥阴风木是六之气的客气。去年冬天，从小雪到大寒的60天里，它的主气是太阳寒水，应该以冷为主，客气是厥阴风木，一年的主令是火气有余，火气过旺，所以去年的全国气候，不只是北京，其特点都是偏热的。去年夏天，由于它是以火气为主的气候，而且去年三之气的客气是少阳相火，少阳相火又是火令，去年发大水的时候，南方的普遍温度都在40℃左右，是一种火热过旺的表现。而到了冬天，由于同时有火气的存在，风气的存在，以及寒气的存在，寒、热、风三者共存，就出现了流行性感冒的多发，寒起来寒得像在冰窟里，热起来热得像在蒸笼里，这用运气学说来看的话是不奇怪的。去年我在临床上治疗流感，也不外乎两个方剂，一个是大青龙汤，一个是小柴胡加石膏汤，就是针对了风、寒、热交错的这么一个特点！当外寒重、内热重的时候，就用大青龙汤，用麻黄和石膏配伍；当以风和热为主的时候，就用小柴胡加石膏汤，用柴胡和石膏配伍。临床上也确实取得了比较好的效果。

　　这个事例说明什么问题呢？说明我们要研究五运六气的许多问题，一定要明白古人在说什么，古人为什么这么去想这个问题。比如寒与热，大家可以把每一天的全国天气预报都做个统计，然后把全国的平均温度算出来，要计算出从小雪到大寒这六之气的气温是一个什么特点，这对急性热性病、暴发性传染病的研究绝对有好处。比如1956年的乙脑（流行性乙型脑炎）与1958年的乙脑的用药就不同，1956年的乙脑用石膏，1958年的乙脑用石膏加苍术，蒲辅周老师和岳美中老师在实际救治过程中都取得了很好的效果。同样是乙脑，1956年大量用石膏就有效，1958年单用石膏就没效，必须在石膏的基础上加用燥湿的苍术，就是因为1956年是以火热为主，1958年是以湿气为主。这种实例生动地告诉我们，不要轻易地把古人的学说抛弃，也许古人几千年前就见过这样的病了，但肯定不会知道1956年或1958年会发生乙脑，但用这种规律去治疗的时候就取得了很好的效果，所以大家还是应该在运气学说的学习上好好用点功夫！

四、运气之学，皓首难穷

　　古人对五运六气褒贬不一。金元医家朱丹溪提出一个观点，说刚开始学中医的时候先别学五运六气，一学五运六气就把自己学糊涂了，最好先把《内经》中的治病理论学明白，当了一个好中医以后再慢慢地去学。明代的缪希雍则认为，中国地域太大了，当医生可以不学五运六气。他认为中医大夫只要把当地的病治好就行了，还管全国各地干嘛呢？但是也有很多中医大家讲，作为一名中医大夫，不懂五运六气，开口动手就错！而我持这么一个观点。我觉得我们的祖先真不想骗人，尤其是像《内经》等有关著作，都是真实地记录了古人的经验和观点，那么现代人在学习的时候，也得用一种非常真诚、非常虔诚的态度去对待！这样的话，接受起来会更快一点，也更容易入中医这个门！

关于五运六气的内容，我就粗略地先讲到这里。因为五运六气的内容太多了，恐怕不是这几堂课就能讲完的！我只是给大家起个头，抛砖引玉，有兴趣的同志一定要在日常生活和工作中去认真体悟。我自己也在不断地学习，也在天天看日历，比如今天是几号啊，今天到小雪没有，最近的气候怎么样？按照五运六气的理论，现在的气候应该是怎样？是否与实际的气候相符，为什么会不相符？这些都是很有意思的问题。因为人的认知是有限的，我也天天在观察！比如今年（1999 年）这种感冒，我从五运六气的角度进行了分析，上上个星期天在北京教育台就说了怎样预防今年的感冒。总的来讲，今年是个暖冬，结合今年感冒的特点，我认为在治疗方面用辛凉解表的机会要比辛温解表的多，所以使用银翘丸，并且多喝水，治疗效果会更好一点。另外，今年冬天的风寒感冒，要是找不到麻黄汤之类的，可以吃点九味羌活汤，或者同仁堂的感冒软胶囊。用完以后，如果汗已经发出来了，但感冒还是不好的话，再吃点柴胡冲剂，和解少阳就行了。

第七讲 阴阳与中医治病之理

一、留得一分阳气，便留得一分生机

《生气通天论》里说："阳气者，若天与日，失其所，则折寿而不彰，故天运当以日光明。"这句话的断句需要大家注意一下，"阳气者，若天与日"，这没问题，后面的"失其所，则折寿而不彰"，秦老是这样断的，李中梓也是这样断的。这种断法的解释就是阳气失去了它的处所或它的所在、存在，那么寿命就会受到影响。但学术界还有另外一种断法，就是"失其所则，折寿而不彰"。我认为这种断法可能会更好一点。因为天就是在上，太阳就是挂在天上，怎么会"失其所"呢？所以应该是"失其所则"！这个"则"就是法则、规律，"失其所则"就是失去了它正常的运行规律、法则。"失其所则，折寿而不彰"，太阳本来是从东边升起，西边落下，它要是不按这个规律走了，胡乱地跑了，那么地球恐怕就很难存在！所以我更倾向于这一个观点！

这段话强调了阳气在生命中的重要作用！前面讲了"壮火食气，少火生气"，作为一名中医大夫，一定要时时注意维护人体的阳气。现在有很多药物只去谈它能不能杀菌，能不能灭菌，根本不考虑这个药物对人体阳气的损伤程度，就包括咱们现在的排毒养颜胶囊。这个排毒养颜胶囊的药物主要是大黄，我认为天天吃大黄是不是有点问题啊？我们都知道，有胃气则生，无胃气则亡，有些患者现在不是把排毒养颜胶囊当作保护皮肤的药了，而是把它当成了润肠通便的药了！天天吃，最后变成了什么呢？不吃就不拉，好多患者都变成这样了！这可不行！中医为什么要慎用苦寒药物呢？对于苦药和寒药，中医常常讲中病即止。如果中医大夫让患者今天吃这个苦寒药，明天吃那个苦寒药，这就不是中医的用法。再比如芦荟，芦荟本来也是一种苦寒药，当归芦荟丸大家都知道，现在芦荟又被炒到天上去了！

中医学对阳气的重视决定了中医大夫使用中药一定要严格按照中药的药性，中医为什么在很多方子中特别注意使用甘药和温药呢，甚至在一些热性的疾病里也会使用甘温除大热的办法，就是因为要顾护人体的阳气！现在的很多中医大夫，只看到大青叶、板蓝根可以抗病毒，大黄可以泻下，芦荟可以美容！但却忘了"阳气者，若天与日"，吃来吃去，把患者的脾胃、胃气都吃伤了，把患者的阳气都吃没了，恐怕这样的中医大夫就是在暗折人寿了！使用中药治病的原理是什么呢？其实是用药性之偏来调整人体之偏！当这个患者确实该用大黄的时候，一定要记住，中病即止，甚至要"大毒去病，十去其五"，就是病除去五分的时候就别再吃了，再继续吃下去就伤正了。

咱们去看看张仲景的很多方子，为什么在麻黄汤里要用甘草，甚至在用调胃承气汤的时候也没忘了用甘草？就是要顾护胃气，养人的阳气，如果忘掉了养人的阳气，那就是"失其所则，折寿而不彰"。作为一名中医大夫，对于苦寒药的使用，一定要中病即止，并且要注意顾护胃气，注意保护他的阳气，留得一分阳气就留得一分生机，不要只看其一，不看其二，让人家没完没了地吃，吃到最后，钱花完了，命也没了！

二、阴平阳秘，精神乃治——临床需恪守的准则

"凡阴阳之要，阳密乃固。两者不和，若春无秋，若冬无夏，因而和之，是谓圣度。固阳强不能密，阴气乃绝；阴平阳秘，精神乃治。"这里的"阴平阳秘，精神乃治"是我们时时要恪守的一个准则。为什么呢？"阳强不能密，阴气乃绝"，这个"强"字应该怎么去理解？"强"就是"过度"。在临床上经常看到很多患者老出汗，时间长了，心气就虚了，因为中医讲汗为心之液。为什么会出汗呢？我们知道，当营（营血）卫（卫气）处在一种和调状态的时候，营血和卫气

之间是一种平衡的关系！当卫气过"强"，不是说它很有力，而是说它开得过度的时候，就失去了这种固密的作用，那么汗液作为阴液就随之而出了，所以中医说大汗者亡阳。我们夏天出汗出得特别多的时候，比如中暑的患者，满头大汗的时候，另外那些心脏病的患者出现满头大汗或冷汗的时候，如果不煮干姜、附子给他喝，那个"阳"肯定是收不回来！

关于营卫，《难经》里有一句话："损其心者，调其营卫。"现在治疗心脏病的时候，都是用什么活血化瘀啊，芳香开窍啊，中医现在变成了例行公事，都是使用丹参，要不然就是苏合香丸，而忘记了"损其心者，调其营卫"！张仲景在《伤寒论》里治疗心脏方面的疾病常常用桂枝汤、桂枝加龙骨牡蛎汤、小建中汤、炙甘草汤等非常简单的方子，比如用炙甘草汤治疗心动悸、脉结代。我们现在很多中医院的大夫一看到"心动悸、脉结代"就告诉患者，将苏合香丸和速效救心丸当常药吃。结果呢，因为速效救心丸有很明显的活血化瘀、芳香化瘀的作用，而凡是活血化瘀的药物都有可能损伤人体的正气，就像河道不通了，你想疏通这河道，你不费力气能把这河道通顺畅吗？那么疏通这河道的过程是不是就得消耗人力、物力和财力啊？这人也一样，心脏觉得憋闷或者出现血脉不通的时候，用这种芳香活血的药物，虽有急则治其标的作用，却没有治本的作用。在患者的病情得到缓解以后，正确的做法应该是"损其心者，调其营卫"，一定要用中医说的补气、调和营卫的药物，通过通阳化气的药物来维持它的平衡。

很多患者就诊时会告诉我，说天天就吃速效救心丸呢！我说再吃下去，心绞痛原来是两个月发作一次，吃着吃着，就可能变成半个月发作一次，再吃就几天发作一次。为什么呢？因为越消耗正气，血脉就越瘀阻。因此，对于这种疾病的治疗，还是应该强调"治病必求其本"。大家都知道，心为阳中之阳，若再损阳气的话，恐怕就会"折寿而不彰"了，所以中医治疗这种疾病，比如《伤寒论》治疗心阳虚衰的时候，常常少不了桂枝、附子这一类温阳药，就是因为心为阳中之阳，"阳气者，若天与日"！

三、阴精所奉其人寿，阳精所降其人夭——人之寿夭不越阴阳

"阴精所奉其人寿，阳精所降其人夭。"我建议上了年纪的人，冬天可以吃点六味地黄丸，因为"阴精所奉其人寿"，而六味地黄丸是养肾精的，如果人的肾精充足，肾气充足了，肾血就上承，其人就寿。

老年人都有一个非常明显的特点，虽然一个晚上要上好几趟厕所，但醒来以后旁边得放一杯水，为什么呢？因为醒来后那嗓子一直干到嘴唇。很多老人都有这个现象。这是什么原因？阴津不奉，肾气不能上承！《内经》说："饮入于胃，游溢精气，上输于脾，脾气散精，上归于肺，通调水道，下输膀胱，水精四布，五经并行……"就是说，人体的水液从脾胃到达肺，通过肺到三焦，从三焦到了肾，最后到膀胱。如果肾阳存在，它就有一个蒸化的作用，使得膀胱里的水液通过任脉到了人的廉泉下面，所以年轻人晚上再怎么不喝水，再怎么睡，醒来都不干。而老年人因为肾气不足了，这种上承的作用减弱了，流者自流，干者自干。那么，在治疗老人的时候，绝对不是说给他点水，或者吃点什么甘寒养阴的，而必须温补肾气！六味地黄丸就是起这个作用！它恢复膀胱的气化作用，山萸肉是酸温、收涩的，通过这种收涩和温养的作用，使得肾气的蒸腾作用重新恢复，这样夜尿的次数减少，夜里口干的次数减少，这就叫"阴精所奉其人寿"。但如果一个老人每天晚上要上四五次厕所，然后每天晚上还得喝好几次水润嗓子，那寿命就不会太长了！因为阴精不上承了，而"阳精所降其人夭"啊。

最近我遇到一个40多岁的患者，他说眼皮抬不起来近2年了。抬眼皮的时候特别费劲，到眼科医院都查完了，医生说眼睛没毛病。我给他用了补中益气汤，吃完以后眼睛就能睁开了！其实道理很简单，人的上下眼睑是脾气所主的，脾阳是主升的，升清降浊的作用对人体来说相当重要！当出现清气不升的时候，人除去眼睛睁不开以外，还会出现头晕的症状！这样的患者什么时候会舒服点呢？平躺在床上，闭着眼睛时会好一点。为什么呢？站着的时候因为重力的作用使得清气上不去，所以头晕、眼睛睁不开，而躺着的时候，气就流行起来了，就

会觉得越躺越舒服！"阳精所降其人夭"，当阳气不能上承，造成阳气下陷，就会出现一系列的症状，比如说妇科的子宫脱垂、脾胃病的胃下垂甚至脱肛等都是阳气不能上承的结果。遇到这种情况，补中益气汤就是一个好方子！

古代最擅用补中益气汤和六味地黄丸的医家是明代的薛己，他在明代中叶很有名气，在他的医案中基本就用了三个方子：一个是补中益气汤；一个是六味地黄丸，他把丸变成汤剂使用；再一个就是逍遥散或加味逍遥散。仔细考究这三个方子，一个是补中气，一个是补肾气，一个是调肝气。一部薛氏医案主要就用这三个方子，形成了明代中叶的温补学派。

四、治病须于阴阳中溯本求源

有同学提出生理的阴盛和病理的阴盛有什么区别？在实际生活中，我们每一个人都有偏性，比如有的人从小只要一感冒就肚子疼，有的人一感冒就嗓子疼，有的人一感冒就发烧，还有的人一感冒就怕冷。这实际上是一个体质的问题。中医说的这种生理上的阴和阳就是阴盛和阳盛。大家可以看一看《灵枢·阴阳二十五人》，书中把人分成了 25 种，有太阳之人、少阳之人、太阴之人等，这25 种人的划分方法反映了中医体质学说的早期内容，具有参考价值！

至于病理范畴的阴盛，则常常跟外邪的侵入有关，或者跟体内的阳气不足有关。一般情况下，中医说你阳气虚了，阴气就会偏盛，这时候阴气是一种以邪气的形式来反映的。如果外受了寒邪，中医认为寒邪是属阴的，比如天冷了，自己衣服穿少了，受凉了，会出现大便稀烂，中医大夫会建议用点附子理中丸。这是因为寒邪直中太阴，直中脾胃，阴寒之邪太盛的缘故，所以使用附子理中丸。像这样的问题，我们需要一边学一边慢慢去体会。

"治病必求其本。本者，本于阴阳。"《阴阳》开篇就是这么讲的。作为一名中医大夫，不要只是看到今天这个指标上来了，明天那个指标下来了。我认为任何指标所反映的都是一种阴阳不平衡的表现，是一种人体自我的保护性措施。比如阴阳不平衡的时候，血压就上来了，它既是一种信号，又是一种措施，是人体自身的保护措施。所以不要一看到血压高了，就想怎么去把血压降下来；一看到血脂高了，就想怎么把血脂降下来。"治病必求其本"，如果这个药物就只是降血脂，不调整血脂高的根本原因，今天降了明天还是会升上来的。再比方说，某些小孩一感冒就会发烧，发烧其实也是一种保护性的措施，它反映的是一种信号。中医治病，从来没有说什么药是退烧药，而是从调整阴阳平衡的角度出发。如果是风寒造成的发烧，我就用温性的药；如果是风热，那我就用凉性的药。这是根据疾病的本质来决定的，而不是根据这个药是否有退烧作用来决定的！我认为，真正想学好中医，掌握中医理论的话，就一定要弄明白这些现象所产生的原因，站在阴阳的角度去调整，让阴阳处在一种平衡的状态，达到"阴平阳秘，精神乃治"！这一点一定要切记，也希望大家在这方面多施点力！

五、补阴与补阳的关系

　　有些同学可能会有疑问：既补阴又补阳，是否矛盾？中医非常讲究阴阳的平衡，阴和阳的关系最直接的就是体现在太极图上。为什么画太极图的时候要在中间画一条曲线呢？因为阴阳总是处在"此消彼长，此长彼消"的动态平衡中。如果把它画成一条直线的话，那就变成了阴就是阴，阳就是阳，就不会是"阴中有阳，阳中有阴"了。当疾病出现的时候，阴阳就已经不平衡了。在疾病的初起阶段，通常会是"阴消阳长，阴不足则阳气偏亢"，这种亢进或者说阳热亢盛必然会造成阴津不足，这时候"补不足"就是"泻有余"，"泻有余"就是"补不足"。所以当阳热特别盛的时候，用药物清热的过程就是保护津液，滋阴的过程就是潜阳的过程。当疾病发展到比较严重的时候，人体会是一种什么情况呢？阴累及阳，就是阴分不足到了一定程度的时候，阳气也不亢盛，阳气也衰弱了。当出现这种阴阳都虚的状态时，就得阴阳双补，而不是单纯的补阴或补阳了。

　　在补阴阳的过程中，我们常常讲到了肾。肾在五脏六腑中起到了重要的作用，因为肾乃水火之脏。这时候要注意什么呢？肾是主精的，肾藏精，肾的阴精和阳气之间相互关系密切。所以在补肾阳的时候要注意补阳而不能伤阴，一般都要在补阴的基础上来补阳。因为这个本脏是水，这个本脏是以藏精为主的。在中药方剂里边，助阳药很少单独使用，如果你就单纯喝鹿茸、干姜，长期喝下去，恐怕阳气过亢的时候，就容易损伤阴津。六味地黄丸是补阴的常用药，而用补阳的桂附八味丸就是在补阴的六味地黄丸基础上加上附子和肉桂，也就是在补阴的基础上来补阳。

藏象篇

第八讲　五行学说与中医学的结合

前面讲了"道生"和"阴阳"，这一讲我们来谈一谈五行学说。

一、五行是自然界五种基本的运动规律

《内经知要》讲了阴阳以后，并没有特意把五行提出来，为什么呢？在学习《阴阳篇》的时候，我们学到了"阴阳者，天地之道也，万物之纲纪，变化之父母，生杀之本始，神明之府也。治病必求其本，本者，本于阴阳也"！阴阳的概念可以说贯穿了整个《内经》，但五行学说却不是非常明确，并没有非常具体地作为一个章节提出来。《内经》是在分析人体生命活动规律的时候，尤其在介绍脏腑功能活动的时候，借用了中国古代的五行学说。对于刚才的"阴阳者，天地之道也……"那一段话，在《内经》里有两处记载，一处是在前面说的《阴阳应象大论》中，另一处是在《天元纪大论》的开篇里："五运阴阳者，天地之道也！"《内经》非常突出地强调了五运。五运是什么呢？五运就是五行。所以，要学习五运六气，首先要把五行学说弄清楚；也只有把五行弄清楚了，后面的藏象学说才容易理解。行者，动也。五行，是古人在认识自然界的过程中所提出的五种基本的运动规律。这五种运动规律，古人用木、火、土、金、水这五种最基本物质的特点来描述。看到五行，千万不要仅仅想到，木就是木头，火就是燃烧的火苗，土就是平时看见的土，金就是金石，水就是平时所见的水。实际上，古人只是用这五种物质的性质和运动特点来反映而已。五行具有相生的关系，即木生火、火生土、土生金、金生水、水生木；同时它们又具有相克的关系。什么叫相克呢？相克，就是相互限制。木是克土的，土是克水的，水是克火的，火是克

金的，金是克木的。如果简单地来看，五行的相生和相克的关系，大家可能会觉得很陌生。古代有个词叫作相反相成，意思是说不同的东西，如果只有相生，没有相克，没有阻滞，就好比一个力只有向前的力，而没有向后的力来阻滞它，这样的运动是不存在的。现代物理学也提到，在任何一个运动的同时，一定有一个阻滞它的东西，而这种阻滞的东西，古人形象地把它描述出来了，有向前的力就一定有向后的力，有向下的力就一定有向上的力，这里就有四种力。中国传统文化是把土放在中间的，并且把土作为一种维系这四种力的最基本的力，这是五行学说中很重要的一种思想。

　　五行学说是中国传统文化、中国古代哲学中非常重要的概念，但它不单纯是一个抽象的概念，五行和肝、心、脾、肺、肾五脏密切相关，和五脏的生理功能和病理变化密切相关。所以在研究藏象学说之前，对五行学说必须有一个基本的了解，但也没有必要一开始就刻意地去研究，可以在学习中医藏象学说的过程中，不断地在临床中去体会。比如张仲景在《伤寒论》里说："见肝之病，知肝传脾，当先实脾。"意思是说，当你看到肝病的时候，你要想到脾。肝属木，脾属土，看到肝木有病的时候，要想到肝木和脾土之间有一个相互制约的关系。"见肝之病，知肝传脾"，这个"传"不是传给它，而是影响的意思。见到肝的病，要知道肝将会影响到脾土，那么为了脾土不得病，就先要用一些药物来保护脾土，使脾土不受影响。

二、五行和五脏密切相关

　　再回到五行相生相克的问题上，我们就用临床上最常见的水液代谢问题来说吧。中医认为，人体的水液从脾胃到达肺，然后再到膀胱，年轻人由于肾阳很足，通过肾阳的蒸发，膀胱里的水就有一部分蒸发上来了，所以一天下来小便就少，此时肾在水液代谢过程中的作用就派上用场了。我们舌头根部有个廉泉穴，这个廉泉穴是干嘛的呢？就是人体走到下边的水让肾阳或者命门之火一烧，一部分有用的水就升上来，而没用的水就排出去了。那升上来的水跑到哪里去了呢？就跑到了舌头底下的廉泉穴了。这就是为什么年轻人很少说夜里起来嘴是干的原因。年轻人夜里起来嘴里都很湿润，只有老年人半夜起来上厕所，嘴是干干的。因为人到了一定年纪以后，火力不够了，没有办法把水分往上蒸，最后都被排出去了。中国的汉字是博大精深的，不知道大家注意到没有，最常见的"活"字其实是大有乾坤的。人要活就得有水，一个"舌"字再加上三点水，人就活了。如果人的舌头没有水的话，恐怕就活不下去了。所以，水液代谢对于老年人来说至关重要，如果水液代谢功能越来越差，那这个老年人离死亡也就越来越近了。外人可能会说中医是魔方，但如果你真正进入了中医的这个门以后，理解了中医的这些基本理论，就会发现，其实中医理论是有着内在规律的。正是因为这种内在的规律、内在的联系，在临床上看到肺病的时候，看到孔窍有病的时候，首先就会想到"生他"和"他生"的关系，就会想到脾胃与肾、土与水的关系，还会想到相克的关系，火和金的关系。

中医说肺乃五脏六腑之华盖，它在人体五脏六腑的最上面。肺就像一个钟，在外面敲会响，在里面敲也会响。比如风寒暑湿燥火在外面会侵犯肺，所以人体受风寒了要咳嗽，感受了湿邪也要咳嗽，夏天热了还会咳嗽。而内里的五脏六腑有问题了也会影响到肺。比如肾里面的水多了，肾水犯肺会咳嗽；肝火旺，肝木化火了也得咳嗽；脾有湿了，湿痰也会造成咳嗽。所以中医治疗咳嗽，就要考虑这些问题，不像西医那样，就是看一下这个患者的血象，白细胞高不高，或者拍一下胸片，看一下这个患者有没有炎症。中医看到一个咳嗽患者，要考虑很多问题：这个咳嗽是外面引起的呢，还是在里边引起的？如果是外面的话，是热呢，还是冷呢，或是湿呢？风寒暑湿燥火到底处在一个什么样的状态？这种状态对其他脏腑产生一个什么样的影响呢？如果是里面引起的话，外面的风寒暑湿燥火有没有同时对它造成影响呢？另外，还得看这个人是不是素来就爱生气，见了谁都要发火？如果是这样，那这种咳嗽恐怕就是肝火太旺，木气太旺，木化火，而肺金是最怕火的，木火刑金导致咳嗽。那这个咳嗽是不是就得从清肝热、清肝火这个角度去治疗呢？但如果这个人脾气挺好，只是又抽烟又喝酒，整天大鱼大肉，那就得考虑可能是与脾虚痰湿相关，这种由于体内的湿痰所造成的咳嗽，健脾化痰祛湿就是治疗的重要原则。如果这个患者，岁数挺大的，腰又酸，气又喘，老觉得喉咙里咕噜有痰，这种情况就得考虑是不是跟肾气不足有关。因为肾是主水的，金水之间有一个相生的关系，如果水太少的时候，会出现子盗母气。就如儿子没钱了，老问妈妈要，最后导致妈妈也没钱了。肾没水了，或者肾气不足了，转过头来就一个劲儿向肺要，然后肺也不够用了，就会出现咳嗽。因为肾是主水的，而肺金是生水的，如果肾水过度消耗的时候，会出现腰酸腿软、耳鸣头晕、舌红少苔等肾虚的症状。如果这个时候又出现咳嗽，那就要注意了，得补肾气了，先别管肺了。你得先给儿子点钱，儿子不问妈妈要钱了，妈妈就没事了。如果肾阳不足，不能蒸发水液，水液全集中在下焦，水过多同样会影响到肺，就好比儿子犯罪了也必然会影响到他妈妈，这种咳嗽就要以补肾气为主，以温阳利水为法。

有很多人在电话里问我，说我咳嗽，老是咳嗽，你能不能给我弄点药吃。我说必须得看一看你，不面诊是没法准确地判断出来的。可能有些大夫会说，可以到药店里买一点止咳的西药，其实西药不是从根本上去解决问题的，它也不管你是外感咳嗽还是内伤咳嗽，只是一味地止咳化痰。结果呢？内里的东西没有解决，只是让你不咳了，但是越不咳，里面的痰就越多，痰越多，回头咳嗽就会比原来更厉害。

所以我们学习五行学说，一定要结合藏象学说，结合具体的临床去理解，去认认真真地分析脏腑内在的联系、五行之间的相互影响，这样才能对中医的五行学说有比较深刻的理解。五行学说不是谁编出来的，也不是古人瞎造的。刚才我们是以肺为例子，以咳嗽的诊治为例，从五脏六腑病理和生理的角度讲了五行之间的关系，希望大家能有一个比较深刻的印象。

　　有同学提出，疾病形成后是不是又有新的五行形成？我认为，要回答这个问题，首先要搞清楚五行学说是一个什么状态。五行学说是一种正常人的状态，人在正常的状态下就处在这么一种生克制化的状态。那么处在病理状态的时候，原来的这种五行状态就会被破坏，不能维持正常的生克制化，就会表现出来一种病态。这个时候，中医使用的方法，不管是培土生金，还是滋水涵木，都是用药物的偏性来调整这种已经被破坏的状态，使它达到一种新的平衡状态。中医在认识疾病的形成过程中，特别注重气、血、痰、湿。中医认为，除去风、寒、暑、湿、燥、火的外感与喜、怒、忧、思、悲、恐、惊的内伤因素以外，气、血、痰、湿既是病理产物，又是新的致病因子。这种新的致病因子的产生，就是由于五行生克制化的状态被破坏所致的。

三、五行学说与《周易》

　　最后再讨论五行学说和《周易》之间是什么关系？在河图和洛书里，天一生水，地二生火，天三生木，地四生金，遇到双数的时候就画个黑圈，遇到单数的时候就画个白圈，这就是我们古代的河图和洛书，就是这么一个图。（图2）

　　五行学说的创立和《易经》河图、洛书有着密切的联系。天一生水，在北方；地二生火，在南方；天三生木，在东方；地四生金，在西方；五居中央，在中土。北方、东方、南方、西方和中土代表了古人对方位的认识。

　　如果不懂河图和洛书，就没办法理解"藏象篇"里的有关内容。比如《金匮真言论》里的这一节说："东方青色，入通于肝，开窍于目，藏精于肝。其病发惊骇，其味酸，其类草木，其畜鸡，其谷麦，其应四时，上为岁星，是以春气在头也。其音角，其数八，是以知其病之在筋也，其臭臊。""其数八"，一二三四五六七八，它是指肝处在这个位置上，如果不了解这个图，就不知道它所说的"其数八"是指什么。继续再看"南方赤色"的这一段："南方赤色，入通于心，开窍于耳，藏精于心，故病在五脏。其味苦，其类火，其畜

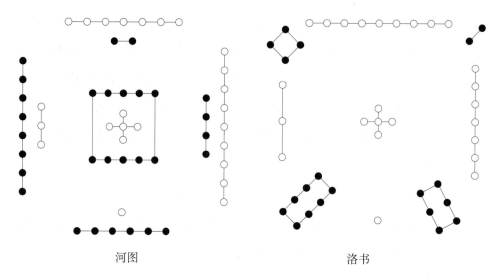

河图　　　　　　　　　　　　　　　洛书

图2　河图和洛书

羊，其谷黍，其应四时，上为荧惑星。是以知病之在脉也。其音徵，其数七，其臭焦。"其数七"，七在哪呢？在南方。讲到脾胃的时候，提到了其数五，一二三四五，中央土。继续往下讲到肺，西方金，金通肺气，其数九！讲到水的时候，其数六，在北方。可见，《内经》的思想和《周易》是密切相关的。

如果不了解河图和洛书的内容，就会感觉到很困惑。怎么东方的数就是八，南方的数就是七，中央的数就是五？在《周易》里边，一二三四是生数，六七八九是成数，生数和成数的关系，生乃起始，成乃成形，在这里讲到肝心脾肺肾的时候，不用一二三四，而是用五六七八九，用的都是成数而不用生数。大家了解了这个内容以后，就知道了《内经》里边所说的这些数和《周易》之间有着密切的联系，按照东方、南方、西方、北方和中土之间的关系，再来看这段话的肝心脾肺肾，就不觉得陌生了。古人是把天人合一作为一种基本思想，用来认识自然和认识人体。"善言古者必应于经，善言天者必应于人"，这是《内经》里反复强调的，就是说人的五脏六腑和自然界、四季之间密切关联，包括刚才所说的河图和洛书。

有同学问,《周易》中的理、数在开方的时候到底有没有用处?《周易》在古代是用于算卦、占卜的, 它在中医的发展过程中确实起到独特的作用。《周易》中除了武官以外, 也讲到了医官。医官是用于治病的, 到了年底政府要对医官进行考核, 治疗 10 个患者, 治好 10 个或 9 个为上医, 治好 7 个为中医, 治好 5 个以下为下医。《周易》研究分为两派, 分别是象数学派和义理学派。象数学派认为,《周易》介绍的是一种象数理论, 它的象就是我们说的藏象, 象中有数, 数中有象。义理学派更多的则是从义理的角度去分析, 这种分析常常带有很强的关联性, 比如常用肝炎的指标与中医的肝气瘀滞之间的关联性。常常听到有人说学中医的时候没法打开思路,《周易》其实给我们做了一个很好的示范,《周易》与中医学的关系密切, 中医学借用的是《周易》的思想, 借用了《周易》阴阳五行学说和天人合一观点。用《周易》的理、数开方是属于义理学派的观点, 但在临床上真正完全用义理来看病的, 在我所知道的老师中还没有。很多老师可能对这方面懂一点, 但不敢用, 因为生命不是儿戏, 算卦或占卜不能与之同日而语, 算卦算错了, 大不了事没办成。《周易》与中医学确实有着密切的联系, 掌握《周易》的象数对中医的学习是有帮助的, 但也必须清醒地认识到, 二者相关但不可替代。中医学是独立于《周易》的救人之学, 学习中医还是应该重点把针灸、中药、方剂等掌握好。只能说, 有时候临床实在没办法了, 才会用《周易》的方法算一下, 算一算问题在哪里, 尝试不同的方法而已。

在学习中医基础理论的时候, 会涉及比较多《周易》的内容。因此, 有的同学希望能推荐一些帮助学习《周易》的书籍。我倒是觉得, 学中医, 首先要认认真真地去学《内经》, 在学好《内经》的基础上, 再去看《周易》的相关书籍, 最后能成为一个好中医。但你要是先去学《周易》, 回过头再去学中医理论的话, 可能会感觉混乱。就像学五运六气一样, 有很多医家认为刚学中医的人, 先别看五运六气, 一看五运六气, 最后整个人就会变得茫然。五运六气讲的是一种大的规律, 临床实际中要是完全按照五运六气来套患者的话, 恐怕是要出问题的。这也是对于刚开始学习中医的人，我为什么推荐《内经知要》的原因。我没有从《周易》讲起，是因为《周易》是专门的学问。如果有同学希望进一步去了解或学习《周易》的话，我会给大家推荐朱熹的《周易本义》，因为这本书基本是以白话文为主，是朱熹对《周易》所做的浅显注解，有一定文化程度的同志都可以读下来。其实《周易》也有很多好的名家注解，但每个注解本读起来都挺费劲的，都不是说的那样简单。《周易本义》是薄薄的一本小册子，你可以不时地翻一翻，等真正读到中医学里有关《周易》的理论、内容时，你就会有自己的感悟；而不是等到读其他中医书或很多医家涉及《周易》的时候，再去看《周易》的理论。两者相比，前者相对会好一点。

第九讲　藏象是人体生命的根本核心

一、五行学说是藏象理论的基础

前面我们对五行学说进行了讲解，木生火、火生土、土生金、金生水、水生木所反映的是五行相生的关系，另外还有一个很重要的方面是相克，五行之间既有着相生的关系，又有着相克的关系。藏象学说把五行对应五脏，我们只有理解了五行的生克理论，才能从五脏之间的生理关系和病理关系来反复地理解藏象理论。否则等到学藏象的时候，尤其以前是学习西医的同志就会觉得困难，比方说肝和肺、木和金的关系。从西医角度来看，胃就是胃，脾就是脾，肺就是肺，他们之间到底是一个什么样的关系，你很难理解。如果这个概念你不理解，那么你对人体的整体观认识，人身是一个小天地的观点就很难建立。要是这个观点建立不起来，那么你看病的时候，就是见病不见人。比如你看到咳嗽的时候，就只知道这个人咳嗽了，那个人也咳嗽了，你就看不到这个咳嗽跟什么相关，和其他的脏腑有什么有机的联系，这样的话可能会影响我们整个中医的学习思路。我希望大家在读《藏象》这一篇的时候，首先还是要对五行之间的相互关系有一个深刻的理解。

藏象学说，是中医的核心内容。藏者，藏于内也；象者，形于外也！尽管古人也做过解剖，但在整个理论体系里，中医更加注重的是脏腑功能上的相互关系。它对脏腑的认识，对疾病的认识与西医的观点不同。古人常常在有形和无形的问题上争论。比如说中医理论中的三焦，如果用现在的脏腑观点来看的话，这个三焦没法具体去定位。三焦，中医认为是"决渎之官，水道出焉"，上焦是心与肺，中焦是脾与胃，下焦是肾与膀胱，三焦之间有紧密的联系。在学习中医藏象学说时，希望学西医的同志要把解剖方面的部分内容先忘记，那样的话就会更容易一些。现在中医院校的教学设置是前面几个学期一边讲解剖，一边讲阴阳五行，讲中医基础，比如这边讲肝、心、脾、肺、肾，那边则讲神经解剖生理。所以很多同学会在这两套不同的理论体系中互相打架，有的一直打到毕业，最终也没有弄明白是怎么回事。目前中医院校的这种教育方法是不可取的，因为中医学和西医学是分别在两个不同文化层次和文化环境中产生的医学，尽管它们的研究对象都是人和疾病的关系，但因为它们使用的方法不一样，研究的手段也不一样，所以它们的理论体系和思维方法是截然不同的。希望愿意学习中医的同志，在学习藏象这一部分内容的时候，先不要用批判的眼光去审视这些内容，而应该先用学习的眼光去看待这些知识。

我常说，古人写书，既不要稿费，也没有职称的要求，他们是准备把书写了藏在深山，留给子孙后代的，所以这些书籍非常真实地记录了古人的各种感悟。那么后人只有诚心去读，去学习，才能够细心地去体会。在阅读古人书籍，尤其是在读《内经》的时候，不管是像我们这种集中讲解或讨论，还是自学，都不要想着像今天读教材似的，只读一次就把所有的问题都解决了。因为《内经》本来就不是出自一人一时之手，里面总共有162篇，用我们今天的术语来说，它就是一本论文集，甚至可以说是一本杂家的论文集。尽管它们都在诠释不同的内容，但因为这些篇章之间可能存在着不同的学术观点，所以我们在具体的学习过程中，并非要一字一译的。因此，我们提出读《内经》的两种方法：一种是为了需要而读，一种是为了读而读。为了读而读的人，常常注重的是考究、断代、训诂、解经，这是需要的。有些专门从事《内经》研究的同道，他们要专门去考究、断代、训诂、解注《内经》的某一段文字，最后会认为这段文字可能是上古的，那段文字可能是中古的，另外那一段文字可能是汉代的，确实是需要有一部分人去专门从事这一方面的工作。但对于更多学习中医的同道来说，则要从中医最基本的角度去理解，并且有很多东西是需要慢慢地去理解的。此外，还要认识到，想要让《内经》里所有观点都一致的话，这恐怕就违背了学术发展的规律，因为就算是今天的论文集，在讨论同一个问题的时候，肯定也会有各种不同的观点，只是在读的时候，各取所需，没有必要让那些观点全部统一起来。大家在读《内经》的时候，应该注意这个问题。

二、以五脏为中心的整体观是藏象学说的基本特点

整体观是中医学的基本特点之一，人体是一个极其复杂的有机整体，人体各组成、各部分之间，结构上不可分割，功能上相互为用，代谢上相互联系，病理上相互影响。藏象学说是以五脏为中心，通过经络系统"内属于脏腑，外络于肢节"，将六腑、五体、五官、九窍、四肢百骸等全身脏腑形体官窍联结成有机整体。五脏，代表人体的五个生理系统，人体所有的组织器官都可以包括在这五个系统之中，这五个系统相互之间并非孤立，而是通过经脉的络属沟通和气血的流贯相互联系。五脏机能的协调共济，相互为用，是维持人体生理平衡的重要保证，五脏的这种关系贯穿于中医认识人体生理及疾病病机、诊治等全过程。

刚才有个同学提出，喘在中医病机上有什么特点？中医认为暴喘主实，久喘主虚。喘是气机不畅的反映。实喘来势猛，以前不喘，现在突然喘起来了，或者跟季节有关。虚喘，常说动则虚喘，一活动就喘，它与肺、脾、肾相关。脾属土，土生金，脾气虚则肺气不足。中医说气的呼出在肺与心，吸入在肝与肾，平时大家可能经常听到一句话叫"气沉丹田"。举个例子说明，学唱歌的基本功是学喘气，比如学高音，第一点就是学喘气，平时肚子是不动的，学喘气的人，一喘气肚子就会动，其实就是要让吸入的气到达丹田，然后再呼出。呼出与心肺有关，在上焦；吸入与肝肾有关，在下焦。老年人虚喘，吸入浅，肾气不足，这叫肾不纳气，这种情况往往跟肾气不足有关。

实喘与脾湿或者肺部寒热直接相关。在临床中碰到很多热喘的患者，每年到5月就开始喘，一直喘到9月就好了。对于热喘，可以用越婢加半夏汤，方子很

简单，生石膏、麻黄、法半夏、炙甘草、生姜、大枣。这个方子里面用了石膏与麻黄：麻黄辛温，有很强的发汗作用；石膏辛甘大寒，有明显的清热作用。一个辛散，一个清解，当把这两者配到一起时，就能起到既宣肺又清热的作用。但石膏必须要重用，用量一定是麻黄的 5 倍以上。那么半夏的作用呢？由于整个病机是肺热喘咳，这些患者有很强的季节性，一到 5 月就喘，秋天天凉就不喘了，因为秋天是金气很重的，秋天的肃杀之气一来，热气就下去了，所以就不喘了。由于喘的气机不畅，造成血结，所以用半夏祛有形之血结。如果血没结的时候，调整气机就行，如果血结、痰结或食结的时候，单纯调整气机起不到作用，有血就得活血、有痰就得化痰、有食就得消食，只有方药与疾病的病机丝丝入扣，才能起到治疗作用。一边用辛降的药物，一边用辛散的药物，那么用生姜、甘草、大枣是来调和诸药，保护胃气，生姜兼助半夏祛痰饮。

寒喘是水液停滞，治疗寒喘最好的方子是小青龙汤。古人立此方，意思是青龙治水，这个方也用麻黄、桂枝，但作用不完全在麻黄和桂枝了，而在五味子和半夏。肺主宣发肃降，五味子有收敛肺气的作用，半夏有辛散的作用，两者一个宣发，一个肃降，从而恢复肺的宣降功能。寒喘常常伴有感冒，故需要麻黄和桂枝的宣散作用，但为防止宣散太过，又需要白芍、五味子收敛阴液，避免发汗太多。此外，中医在治疗疾病时，并非只有一种方法，可从不同的角度去认识，进而使用不同的方子。就像我的老师治虚喘，别的大夫说要用小青龙汤，但老师开了补中益气汤加细辛、五味子。他说这种喘与脾相关，脾属土，土虚致金气不能上升，补中益气汤中有柴胡、升麻升阳举陷，佐助黄芪升提下陷之中气，外加细辛、五味子散收并用。

三、藏象是人体系统现象与本质的统一体

我们不能把中医看得很神秘，该下功夫的时候就得下功夫，如果你记不住藏象的功能，临床就不知道从何入手。中医大夫如果不懂藏象，而用西医的理论来

处理问题，那样会闹笑话的。中医认为，凡是外在有表现的，内在脏腑一定有问题，这是中医认识疾病、认识脏腑的方法。千万不要将中医和西医套在一起，越套越糊涂。学西医的时候，将西医作为一门学科去学习，有些知识是必须掌握，要熟悉西医的那套理论，它是在另外一个层次上研究问题，而且你既要学得进去，也要能出得来，出不来就成不了大医。学中医也是同样的道理。原先学西医的同志在学中医的时候，请先把西医的知识放在一边，要善于用中医知识联想，比如经常念叨着脾开窍于口，主四肢、肌肉。碰到长有口疮的患者，就想可能脾有湿热了，因为脾开窍于口。碰到四肢、肌肉都肿的患者，如果你没想到脾的问题，那等于白费。中医讲肝为藏血之脏，女子来月经了，与肝相关；女子以血为本，以肝为先天。有的来月经后，血往下行，肝气浮于上，就会发脾气、吵架。只要认真去体会，患者说一，你马上就知道二。如果看到患者三叉神经疼，诊断为三叉神经根炎，你要想到这个部位正好是人的少阳经部位，与肝胆绝对有关。

藏象学说的很多内容在我们日常生活里都能看见，在学习过程中要不断地去观察、体会、联想。比如日常生活中常见的便秘，它可以跟大肠直接有关，通常会因为津枯肠燥而出现便秘，这时候就得润肠通便；生完孩子的女同志出现便秘，大多跟血虚有关，这时候就得补血；小伙子吃多了会便秘，跟食积有关，就得消积通里攻下；老年人便秘大多跟气虚有关，得用补气提升的办法，升阳气，因为上面不通，下面也会不通；如果是肝气郁滞的患者，就得用疏肝的办法。我经常用草决明这味药物给患者通便，尤其是高血压患者伴习惯性便秘的老年人，这类患者常常是肝肾不足，气浮于上，其他没有更多的症状。草决明是清肝药，既有升的作用，又有降的作用，用它平肝清肝就可以通便。可见，中医的因症治病是很灵活的，一个便秘症状就涉及那么多相关脏腑，在治疗之前就需要去掌握它的病因病机。我觉得不要怕不会当中医，只要你把《内经知要》学好了，回头再去细读《内经》，再去看后世译注，那都是轻而易举的事情。你首先弄懂脏腑与病机之间的联系，再去看古人的论著时，会发现很多内容都是根据藏象学说建立起来的。《内经知要》是个基础，在学其他课程如《中药学》等的时候要重读，反复地进行联系才能学好。

藏象学说认为，心为五脏六腑之大主，这怎么理解呢？举个简单的例子吧。《内经》说"心为君主之官""心为阳中之阳"。心为君火，火是说它热。《内经》后面还有句话叫作"君火以明，相火以位"，这里就涉及火的概念。"壮火食气，少火生气"，少火是属于人体正常的生理之火，而这里的君火和相火都应该是生理之火，都是驱使人体活动的阳气。"君火以明"，早上起来时，天亮了，"亮"就是"明"的意思；那晚上或者黄昏时，灯也亮着，是不是也是"明"呢？这个"明"是不热的意思。我认为，相火不仅仅指"热"，更是指热得比较旺盛，它的火力旺，火力壮，所以从早上9点到下午4点这段时间可以称为相火。这如同人的生命历程一样，女人从14岁到49岁，男人从16岁到56岁，这个阶段生命力比较旺盛，具有相火的特质。那么小孩、老人那段呢，没有相火，但君火还在。所以说，只要君火存在一天，就说明有一分阳气，就有一分生机。

在人体生命当中，心所起的作用是其他脏腑所不能替代的。这里的"心"，绝对不是今天我们所说的心脏这个概念，它与这个概念的区别就像地球和太阳一样，地球没有太阳就无法生存，植物人也有火，但就如同太阳被阴云遮住了，就变成了九窍不通，这是神志问题。我们在学习中医阴阳的时候，一定要很好地去理解"少火生气，壮火食气"，把这句话理解透了，对心作用的理解就会更深一点。

补充一点，相火其实与命门、心包络有关，心包络是古人所说心外面的包络，指的是相火，尤其是它的阳热作用。在治疗温病时，常说热入心包，心以明为主，心包为热所主，这个问题在下面还要讲。

四、如何学好藏象学说

五行学说涉及人的肝、心、脾、肺、肾各个方面，藏象学说则是把一个人的全部都告诉你了。上讲天，下讲地，中讲人，藏象学说讲的就是人，人本身就是一个小天地。这部分内容，希望大家认真地去阅读原文，参考着去读秦伯未老师的批注，认真地去悟。

藏象学说的这部分内容，是李中梓从《内经》的原文中一段一段地摘录下来的，在秦老浅释里边，有的部分略掉了，略掉的部分就是秦老的语译部分。在读的时候要注意，有的时候会略掉，为什么要略掉呢？不外乎两个原因：一个原因是存在古人的某些观点和今天的某些观点又不是非常吻合的地方。另外一个原因是他觉得这段和那段互相矛盾，再多的解释也没有意义，所以就省略掉了，在读这些内容的时候要特别注意。

在学习藏象这一节内容时，我们一定要从以下三个方面去理解每一个脏腑。

第一个方面，是要重点掌握每一个脏腑的功能特点。肝、心、脾、肺、肾，包括五脏和六腑，对每一个脏腑的功能特点，不但要理解，而且要熟记。比如说肝的生理特点是肝藏血，肝主疏泄，这些功能的内涵及在临床中的具体应用都是需要掌握的。

第二个方面，是要注意各个脏腑之间的相互关系。而对这个相互关系的理解，要从前面讲的五行学说去理解，一定要把各个脏腑之间的相互关系弄清楚，搞明白。比如说中医谈到水液，那首先要想到水液和什么有关？饮食入胃，和脾胃有关；上输于肺，和肺有关；肺为水上之源，通调水道，下输膀胱，和膀胱有关。那么膀胱和谁有关呢？它和肾有关，肾主水。所以当看到水液这个词的时候，在脑袋里就很自然地浮现出水液代谢的整个过程，要想到水液和肺、脾和肾三脏密切相关。当然仅仅这些还不够，还要在脑子里形成一系列的脏腑关系，这样的话，才不会糊涂。如脾是主湿的，肺是主气的，肺为水之上源；肾既藏精，又主水液；膀胱为州都之官，津液藏焉，气化则能出，那么膀胱除了储存水以外，它和肾之间的关系呢？肾气化功能好，膀胱气化则能够出焉，它的开阖和肾的关系休戚相关。再比如，对于水肿患者，除考虑脾主四肢肌肉，考虑脾和湿之间的关系外，还要考虑肺气充盈不充盈，肾气又是怎样的？肺主气，气是中医非常重要的一个概念，气和水之间有着密切的关系。中医认为，气为血帅，也是水帅，水就是津液，气停则水停，气行则水行。中医治疗风水，根本就不去治肾，中医用的是越婢加术汤，用麻黄、石膏、生姜、甘草、白术、大枣，或者用防己黄芪汤。中医治肾，是通过宣通肺气，肺气一宣通，水道就立刻通了，就可以达到治疗西医所说的肾炎的目的。所以在学习中医藏象的时候，碰到任何一个脏腑，和任何一个脏腑相关疾病的时候，一定要记住这些脏腑之间的相互关系。看到肺的时候，要想到脾属土，肺属金，培土才可生金；肺为金，肾为水，金生水，肺气如果通利了，水液自然也就通利了。如果能够建立起这么一个联系，藏象学说才能学得好。

　　第三个方面，是要注意各个脏腑和情志、形体、九窍之间的关系。脏藏于内，看不见，摸不着，但情志、形体、九窍都表现于外，"有诸内必形诸外"，要司外揣内，司内揣外！这在中医看病过程中是非常重要的。司外揣内，切不可一叶障目，不见泰山，要通过观察事物外在表象，揣测分析其内在状况和变化，这也是中医学为什么把内科作为中医临床基础的原因。

　　总之，学习藏象学说，首先要熟悉各个脏腑的功能特点，其次要用阴阳五行的理论把脏腑的相互关系搞清楚，再次就是要看到脏腑和外在的四肢九窍、情志之间的相互关系，它们都是相互影响的。只有这样，才能把这部分内容学好。

第十讲　有诸内，必行诸外

一、勤求古训，溯本求源

藏象学说在《内经》里的地位十分重要。中医生理上所说的五脏六腑是用藏象学说的概念概括出来的，藏象和脏腑是有区别的。在古代文献里，藏府和脏腑是相通的，宋以后"藏"字加上"月"旁，就简化成现在的"脏"，我是不太喜欢这个简化字的。去年台湾的一个学生问我，"脏"与"肮脏"的"脏"字同义，是不是人的脏腑都很脏呀？现在的简化字，是将很多不同字义的汉字简化成了同一个字，这给文字的理解带来了障碍。我觉得对于文字的理解还是要从它的本意入手，这对于了解和掌握准确的信息非常重要。如学习西医的同志就一定要把英文学好，因为看别人翻译过来的文字，常常会是词不达意的，掺杂着翻译者有意或无意的个人理解。

中医学的文字是形声意的文字，中医院校教古汉语的老师强调原文要用繁体字，现在国内出的书都要求用简化字，而在香港出书则要求用繁体字，要把已经简化的字变成繁体字。这个工作看似容易，其实比较难，因为在把繁体字变成简化字的过程里是多个字对一个字，所以在复原的时候就很困难。我希望有意搞中医研究的同志，应该多学点繁体字，你要想研究古人的学问就必须回到古人的那个历史背景中去，才能更清楚我们在藏象学说里所遇到的问题，否则常常是隔靴搔痒，只能去译注别人的东西。所以，想学中医的年轻同志一定要了解繁体字，尤其是那些陌生的繁体字，每一个繁体字都要能够溯本求源，这对中国文化和中医就会有较深理解，就像学佛的同志要学习梵文，学习西医的同志要学英文一样。对于很多学习中医的外国人，我首先建议他们学好汉语。他们说能不能给我翻译成英文呀，我说翻译过来就不准确了，就像古诗翻译成英文的话就没有意境了。

去年有同学问我："我今年都 20 多岁了，还能不能学中医？"我当时没有明确回答。最近忙于整理岳美中老中医的医学文集，让我深有感触：秀才学中医，犹如笼中抓鸡。岳美中 1900 年出生，8 岁入私塾，17 岁跟随乡居举人石筱珊先生学习古文诗词，到 25 岁自己得了肺病，被辞退回到农村养病，一边养病，一边读《内经》《伤寒论》，3 年后病治好了，也学成了中医，开始陆续给人看病。岳美中先生就是一个从 25 岁才开始学中医，自学成材，最终成为一代宗师。这一直被传为佳话。所以，对于有志于学习中医的同志来说，只要有好的文化功底，成功指日可待。

有学西医的同志问，学中医要学到什么程度才比较合适？我觉得没有度。为什么没有度呢？中华人民共和国成立初期办过很多西医学中医的班，比如焦树德就是西医学中医的，而方药中则是先学中医，再学西医，然后从事中医诊治工作。焦树德老师，他在中日友好医院的重症监护室工作，是西医出身，但他写出来的《用药心得十讲》，确确实实是对中医非常有体会的。他临床上可以说是铁杆中医，他运用中医方子治疗类风湿性疾病的疗效确实很好。所以判断一个人到底是中医还是西医，不应该看他学什么，而是要看他用什么。"秀才学医，如笼抓鸡"，一个有大学文化程度的人，不管他原来是学什么的，包括学物理的、学化学的，只要他愿意学，绝对能成为高明的医生。因为有了一定的文化基础，再有对传统文化的热爱，只要掌握了传统文化的这种思想，就不愁学不成中医。在古代也是这样，比如陈修园、王肯堂、张景岳这些大医，刚开始都不是学医的，都是当官的，都是儒家。他们为什么能够学成大医？就是他们都有深厚的中国文化功底，有了这个功底以后，再去掌握中医的这些理论就很容易了，把这些理论不断地运用在临床中，就自然成大医了。所以我认为学中医应该说没有度，至于说最终能成就什么样的医生，这是需要自己在学的过程中不断地去领悟的。

二、以脏统腑，司内揣外

今天开始探讨"藏象"。"藏象"在大多数教材中保留了它的基本概念。这个词在《内经》里出现过两次，《素问·六节藏象论》中第一次提到，即篇名及该篇中"藏象何如"之提问，第二次是在《素问·经脉别论》里，以"藏""象"两字相关成句，"太阳藏何象""少阳藏何象""阳明藏何象"等。在古代，脏和腑的关系是以脏统腑，这两个字在古代是相通的，如"十一脏皆取决于胆"等。"脏"的第一个含义是指藏于体内的脏腑，第二个含义是脏腑本身储存的精、气、血。象，是象征和表象，外在反应。中医认为，有诸内必行诸外。清代学者说，"象者，像也"，是应脏腑之形象，不仅有看见、象征的意思，而且还有想象的意思，它是指人体在内的脏腑可以与天地相应而反应于外的。

前面讲《阴阳篇》的时候已经说过，人体就是一小天地，这种思想在人的五脏六腑，以及整个生命活动和变化中都有深刻的体现。中医认为，人作为大自然的产物，人体的脏腑如肝、心、脾、肺、肾等与自然界肯定是存在着千丝万缕的关系。随着现代科学的发展，现在解剖学把人解剖得跟动物差不多了，在大部分人的脑子里，已经没有了"人是大自然的产物"这种概念，对于这些脏腑和自然界到底是什么样的有机联系，几乎是不再去考究。西医学对人的研究已经是脱离了自然，脱离了社会，把人作为一个孤立的人去进行研究，这种认识妨碍我们对中医学的理解。如果大家预习并通读了这篇《藏象》所摘录的文字，会发现在这篇《藏象》文字里面，始终都没有离开阴阳、五行、人身一小天地等基本概念。关于藏象的基本含义，有各种不同的看法。有用现代哲学来理解的，也有从现代生物学来解释的，或者从解剖学的观点来概括的，在这就不过多地介绍了。王冰对《素问·六节藏象论》中的"藏象"进行了注解，他认为："象，谓气象也。言五脏虽隐而不见，然其气象性用，犹可以物类推之。"王冰的这种观点，我还是很认同的。

从中国传统文献的观点来理解，藏者是藏于体内的脏腑，就是肉眼看不到的东西，但却是维持人体生命活动的组织和器官。而象者是这些脏腑的存在及它的功能活动，与一天 24 小时及一年的春夏秋冬息息相关，这些内在脏腑的功能活动在外面就一定有相应的表现部位和表现形式。这种既有藏于内而又有显于外的内外相应的观点，实际上就是中医学的基本理论，它是一门以阴阳五行的象数理论为指导思想的学问。大家注意一下《素问·金匮真言论》中所提到的："东方青色，入通于肝，开窍于目，藏精于肝……上为岁星……其数八……南方赤色，入通于心，开窍于耳，藏精于心……上为荧惑星……其数七……中央黄色，入通于脾，开窍于口，藏精于脾……上为镇星……其数五……西方白色，入通于肺，开窍于鼻，藏精于肺……上为太白星……其数九……北方黑色，入通于肾，开窍于二阴，藏精于肾……上为辰星……其数六。""其数八""其数七""其数五""其数九""其数六"，这些就是数。上面所说的星象，就是象，后面就是它的数。希望大家在理解这些文字的时候，要意识到中医的这些基本理论绝对不是一个空洞的理论，而是我们祖先在从自然及人类社会长期观察和临床实践中总结出来的。

很多中医前辈说，如果藏象理论学好了，那中医就没有看不了的病。这一点与西医是有很大区别的。对患者所提出的症状，中医大夫能找到这个病是从哪里来的。比方说这个手指的脱皮，肺主皮毛，它跟肺肯定有关系；如果脱了皮不起泡，那是燥邪，而肺主燥，人体内的燥邪，从肺去润燥，就可以解决它，这就是中医学的"有诸内，必行诸外"。在临床上碰到很多患者，他们不会告诉你具体的化验单是什么，他被诊断为什么，而是告诉你，他自己最难受的症状是什么。此时，西医大夫就会让患者去验验血啊，完善各项实验室检查，或者照照 X 光；而中医大夫就会先去分析出现这些症状所表现的部位、表现的性质，以及和脏腑之间有什么有机的联系，用最快的速度找到患者产生这些问题的症结所在，这是中西医在认识问题上的一个区别。

前两天有个患者家属来门诊找我咨询。患者是一个 60 多岁的妇人，去年 10

月突然出现腹水，家人怀疑是肿瘤，就送到了肿瘤医院。肿瘤医院从上到下查了一遍也没发现哪里有癌细胞，就说反正这腹水也没办法，建议切开肚子看看。家属不同意。于是就给患者进行对症治疗，并进行腹腔穿刺抽腹水，但腹水还接着长，一直反反复复的。在肿瘤医院住了两次院，都查不出来癌细胞，腹水里边也没有癌细胞，所有的检查全都做了，脾有点大，别的什么生化学检查都正常，大便也正常，但西医非得检查出来这个病灶到底在哪里，才能解决腹水。当时我问他，患者除了腹胀以外，还有没有什么其他症状。家属说患者二便正常，饮食尚可，睡眠尚可，全身不肿，就是肚子胀，而且有腹水。这是中医所说的"鼓之如鼓"，敲上去像鼓一样，肯定就是鼓胀。

　　中医的鼓胀是一种什么样的病证呢？我们先看一下人体的水液代谢过程和哪几个脏器密切相关。《素问·经脉别论》中的这段文字对水液代谢过程有详细的表述："饮入于胃，游溢精气，上输于脾，脾气散精，上归于肺，通调水道，下输膀胱，水精四布，五经并行，合于四时五脏阴阳，揆度以为常也。"可见，这个水液代谢的过程与肺、脾、肾三脏相关，肺为水之上源，脾主运化，肾主水液。如果一旦体内水液发生停滞，中医认为和肺、脾、肾这三脏密切相关。一般来讲，肺脏出现水液停滞时，会产生胸水；肾脏出现水液停滞时，会出现腹部特别是盆腔肿大、肚脐肿胀、阴部潮湿等症状；脾气不足出现水液停滞时，会出现腹部胀大、四肢肿胀。可见，直接的相关脏器就是这三个脏器，另外相关联的脏器还有肝。肝是主疏泄的，中医认为气行则水行，如果气机处在一个很不通畅的状态，肝气郁滞，必然影响到脾。因为肝是属木的，脾是属土的，木克土，肝气不能调达，会造成脾气不能运化，这是中医五脏病中的常见病。这个患者在肚子胀的时候不喘，二便也正常，看来肺和肾没有太大问题，那治疗就须从肝脾入手。这种分析方法所用的中医理论就是我们所说的藏象学说，"有诸内，必行诸外"。所以学了藏象理论以后，在看到患者任何外在现象的时候，应该马上想到这个外在现象和它内在脏腑之间有什么联系。

　　再举一个例子，日常生活中常见的耳鸣。刚才有个同学正好提到他自己这两天耳鸣，精神一紧张，注意力一集中就耳鸣。那么好了，耳鸣作为一种临床常见的症状，如果到西医院去看，导诊会先叫你去耳鼻喉科看看有没有什么问题，除非真的有器质性病变，否则一般都查不出什么问题的。那中医是怎么认识耳鸣的呢？肾开窍于耳，胆经循于耳，肝经与胆经相表里，心寄窍于耳。一般情况下，青年人心脏是没什么问题的，可以不考虑。以前没有耳鸣，最近才出现耳鸣，一用脑子就耳鸣，那我们应该首先考虑目前处在一个什么季节。目前是春季，肝气升发的季节，什么叫肝气升发啊？人体气血的变化与季节的变化息息相关，冬天时人体内的血非常充盈，躯干流的血非常充盈。一到春夏，特别是夏日，外周的毛细血管就会自己张开，血往四肢走，内里的血就不足了，人就觉得疲劳。头为诸阳之汇，头需要躯干血液的支持，春天体内的血开始跑到四肢来了，内里的血就不足，而作为躯干的首领，头部就不会耳聪目明，就会出现耳鸣，这是由于春天人体气血的变化，造成肝肾不足引起的。如果肾阴非常足，就不会出现耳鸣。肾阴不足，肝血就会更不足，肝肾同源，肾藏精，肝藏血，如果这两者都不足的话，就会造成充达耳目的气血不足，这时候就会出现耳鸣。再加上春天本身就容易肝血不足，相应会出现肝气偏旺的症状，气有余便是火，肝气偏旺容易导致肝胆经有热，胆经循于耳，肝经与胆经相表里，如果肝胆之火、肝胆之热上扰，同样也会出现耳鸣。

　　可见，只有把藏象学说学好了，当患者说出他的主症时，你才能迅速地从藏象学说中找到产生这个症状的相关脏腑及它们的内在联系。中医疾病分成两类，一类是外感疾病，一类是内伤疾病，学好藏象学说对于掌握中医内伤疾病非常有帮助。如果藏象学说没有掌握的话，那必然会走中医西化的道路。比方说遇到胁痛的患者，你会先看他有没有肝炎；这个人咳嗽，你就会让患者去照个胸片，而不会去想这些症状和机体的脏器有什么样有机的联系。

三、以儒家思想解释五脏六腑的基本功能

《藏象》这一篇一共节选了九段原文，第一段原文是《素问·灵兰秘典论》里面提出的："心者，君主之官，神明出焉。肺者，相傅之官，治节出焉。肝者，将军之官，谋虑出焉。胆者，中正之官，决断出焉。膻中者，臣使之官，喜乐出焉。脾胃者，仓廪之官，五味出焉。大肠者，传导之官，变化出焉。小肠者，受盛之官，化物出焉。肾者，作强之官，伎巧出焉。三焦者，决渎之官，水道出焉。膀胱者，州都之官，津液藏焉，气化则能出矣。凡此十二官者，不得相失也。故主明则下安，以此养生则寿，殁世不殆，以为天下则大昌；主不明则十二官危，使道闭塞而不通，形乃大伤，以此养生则殃，以为天下者，其宗大危。戒之戒之！"

中医学和中国的传统文化有着密切的联系，其中联系最密切的是以老子为首的道家思想，其次是以孔子为首的儒家思想。这一段话就是以儒家思想中君、臣、佐、使的关系来解释人体的藏象，可以说是中医接受儒家思想的一个典范。这里没讲天是什么，地是什么，脾胃是什么，而是首先讲"心者，君主之官"，认为心是国王，在孔子的思想中，君、臣、父、子有着清楚的等级观念，而决定国家危亡的恐怕首先是君主，所以中医说"心者，君主之官也，神明出焉"。这个神和明啊，李中梓说："心者一身之主，故为君主之官。其藏神，其位南，有离明之象，故曰神明出焉。"神明是什么？事物之间的变化对于自然界，对于每一个人来说都是至关重要的，人一生要干许多事情，或者处理很多问题，遇到什么问题就处理什么问题，这种能够很好地处理各种问题的状态和能力在中医就可以用"神明"二字来概括。李中梓先生认为，变化不测谓之神，品物流形谓之明！古人把宇宙之间变化莫测的事物称之为"神"，因为事物变化的规律就像隐藏在黑暗中的道路一样，一般人对这种变化的过程和途径是看不清楚的，所以称之为"神"。而"明"就是把这个中间过程、途径看清楚了，弄明白了。"神明"合在一起，就是把原本隐藏在黑暗中的、肉眼看不清楚的事物发展变化的规律照

亮了，看清楚了，从暗到明，从不知到清楚，这个过程就是"神明"。中医能够把变化不测的东西给予一定程度上的说明，所以这一节里首先讲了心的重要地位及作用。心是处在一个类似君主的位置上，它不仅决定了人的生命，还决定了一个人在处理事情上是否稳妥，包括外在的具体行动，以及精神、思维等是否处于一种正常的状态。

紧接着的是肺，"肺者，相傅之官，治节出焉"。肺，就如同是大臣，是宰相，负责人的气。肺主气，"治节出焉"，就是人之气哪里应该充沛一点，哪里应该调多一点，哪里应该调少一点，这个调节、分配的主要责任就在于肺。

"肝者，将军之官，谋虑出焉。"肝本身主谋虑的，一个人决断一件事情时，能不能想得很周到，与肝脏有密切的关系。

"胆者，中正之官，决断出焉。"决定了能不能去干，而且是否果断，这个主要取决于胆。

"脾胃者，仓廪之官，五味出焉。"脾胃是管理粮食仓库的，一个人进的东西多与少，收支平不平衡，关键在脾胃。

"大肠者，传导之官，变化出焉。小肠者，受盛之官，化物出焉。"大肠是传导糟粕的，而小肠主要作用是受盛，就是食物进入胃以后，往下传就到了小肠，受者、盛者都是容纳的意思。

"肾者，作强之官，伎巧出焉。"伎指技能，巧是技巧，一个人技巧和能力的强与弱，关键在于肾。

"三焦者，决渎之官，水道出焉。膀胱者，州都之官，津液藏焉，气化则能出矣。"这里首先要明确三焦的部位，《灵枢·营卫生会》里对三焦的描述："上焦如雾，中焦如沤，下焦如渎。"上焦包括了心和肺，中焦包括了脾与胃，下焦包括了肝与肾。三焦，其实就是人体水液通行的一个道路，水液代谢与三焦的关系非常密切。具体而言，上焦如雾，讲的是上焦就像水蒸发形成的那种云雾一样；中焦如沤，是指中焦存在一个搅拌和融化的过程；下焦如渎，渎就是水渠，是指排出水液与废物的渠道。

"膀胱者，州都之官，津液藏焉，气化则能出矣。"膀胱是州都之官，是管水液的，并且具有气化功能。这里还补了一句话"气化则能出焉"，就是膀胱气化功能是否正常，水液的出与不出并不全是膀胱自身的事，还跟肾气有着密切的关系。肾是少阴经，膀胱是太阳经，二者互为表里。比如中医治疗遗尿、癃闭及小便不利、夜尿等症状的时候，除了要解决膀胱的气化功能以外，更主要的是要解决肾气的问题。

四、胆在脏腑中的作用

有同学提出胆在脏腑中的作用是什么？《内经》里讲："十一脏皆取决于胆。"有人就说得了胆囊炎，得了胆石症，把胆切了以后不也挺好的，《内经》这句话是不是错呢？中医说"人身一小天地也"，肝胆到底是指什么？胆为甲木，肝为乙木；胆为阳，肝为阴。"十一脏皆取决于胆"，是从哪个角度上谈的呢？自然界的一切东西，如果没有春天的升发之气，恐怕后边就什么都谈不上了。中医认为胆为甲木，就像春天的风一样，非常和煦，有着勃勃生机，是万物化生的根本。"十一脏皆取决于胆"就是从这个角度来谈的，绝对不是简单地指咱们的胆囊。

人在春夏秋冬不同季节里，阳气的变化是不一样的。人就像落叶树似的，春夏都是阳气逐渐到外边去，秋冬则是阳气逐渐到里边。人的整个生命过程里，就五脏而言，胆所起的作用是如同春天的勃勃生机。中医认为在胆的治疗方面，"胆欲常温"。可能很多同学会有疑惑，温胆汤是不是胆寒才能用啊？其实不是那么回事，胆是热的也不行，凉的也不行，胆得像春天的那种和煦之风一样。温胆汤不是说胆寒了就用，而是说胆需要一种温和的性质。所以温胆汤是竹茹、枳实加二陈汤，二陈汤就是半夏、茯苓、陈皮、甘草、生姜，其实就是很简单的一服药，但这服药总的性质是平性的，起到使胆欲温的作用，因为胆不能过热，胆热则不眠，胆热和胆寒都不行，用这种平性的药，达到一个什么目的呢？就是要达到一个胆气常温的作用，所以叫温胆汤。

我认为在学习藏象学说的时候，要把每个藏象和春夏秋冬的不同性质及五行的性质紧密地结合起来，才能够真正理解。否则按照现代解剖学的观点去理解的话，那这个中医理论不就是瞎扯了吗？"十一脏皆取决于胆"，那把胆切了还能活命吗？那不是十一脏全没根了吗？其实根本不是这么个道理。

《素问·灵兰秘典论》的那一段话，大家在学习过程中一定要把它记住。这段话表面上反映了藏象学说是以儒家思想为主体的，但实质是揭示了藏象学说是以五脏为核心的。我说了，脏主要有藏的意思，腑除去有府库和储藏的意思之外，还有附着、依附的意思。大家今后在临床上会有体会，中医真正在讲脏腑的时候，更注重五脏在人体中的重要作用，至于六腑呢，虽然也涉及，但面对六腑的症状，则常常还是要从五脏入手，这是中医比较独特的，不是说这个脏器出了毛病就专门针对这个脏器进行治疗。比方说治疗肠炎，中医常常是从脾胃入手，而绝对不是就用点治疗肠炎的药，中医不是这种思路。在五脏六腑里面，五脏是作为中医藏象学说的主体来体现的，从这方面来认识的话，也就不难理解这里所说的"君主之官""相辅之官""将军之官""仓廪之官"。中医用儒家的思想来认识藏象学说，"主明则下安……以为天下则大昌""主不明则十二官危"。同样用这种观点来治理社会，社会就会"大昌"，离开了这种观点，社会就会大乱。

第十一讲　从天人合一的角度理解藏象

一、藏象理论充分体现了天人合一的整体观

我们接着往下看。中医强调天人合一的整体观，那我们如何从天人合一的角度来理解脏腑呢？

首先，肺主一身之气，道家认为"气"是组成世界的本源。中医认为，气聚则生，气散则亡，就是说一个人形体的存在，生命活动的存在，与气是休戚相关的，如果没有了气就活不了。中医经常谈到的"真气""中气"都是什么呢？《灵枢·刺节真邪》里讲："真气者，所受于天，与谷气并而充身者也。"这就是人的真气。大家想一想，"所受于天"，一个人从母亲肚子里生下来以后，如果一刻不呼吸，恐怕就没法生存，那么光呼吸，不得谷气，行不行呢？仍然不行，饿7天也会饿死了。所以人的这个生命要想存在的话，必须和天气、谷气有着密切的联系，这就是中医所说的真气。

这个真气，当它聚于胸中的时候，我们把它叫作"中气"，那它在五脏六腑里跟哪个脏腑相关呢？跟肺相关！在《易经》中，肺是什么卦呢？它是乾卦与兑卦。对应于人的话，乾和坤是天与地，所以人体生命的存在肯定是有天有地，那么肺是处在兑卦的这个位置，兑卦在八卦里面跟乾卦是紧挨在一起的，兑主泽，兑卦中不单纯有气而且有水。肺，为相傅之官，肺主一身之气，为五脏六腑之华盖，实质上是指肺乃中医里面的"天"。如果地球没有天，不能存在，对于人类也是一样。比如中医号脉的时候首先号肺上的这个脉，因为如果天和地比起来的话，首先是天重要，如果没有这个天和气的存在，生命就没法活动。肺主气，这个气不单纯是呼吸之气，而是包括在呼吸过程里，人体毛孔和外面的开阖之气，

人体一身的气机运行和分布都和肺休戚相关，所以中医的肺实质上是人之天也。而脾胃是什么呢？脾为阴中之至阴，脾为坤卦，为艮卦，坤对土，艮是山，脾胃这个卦象是艮卦和坤卦的结合体。乾卦和兑卦同属金，坤卦和艮卦同属土，脾胃是人身之地，"清阳为天，浊阴为地，地气上为云，天气下为雨"，只有天气的下降与地气的上升才能形成人身这一小天地。"所受于天，与谷气并而充身者也"，只有这个肺气的摄入与脾气的上升，汇众于中气，才能够维持人体的生命，它们与脾胃之间就是这么一个休戚与共的关系。那么心是什么呢？心为君主之官，乃阳中之太阳。如果肺是天的话，心就是阳中之太阳。"阳气者，若天与日，失其所则，折寿而不彰。"如果我们用道家的思想，用阴阳五行的思想来看的话，心实际上处在火的这个位置上。就像地球一样，如果一刻没有了太阳的存在，恐怕就不会有自然万物的存在。所以对于人类来说，如果光有天空存在，而没有这种"心"，没有火的存在，恐怕也就不会有生命的存在，所以心的重要性就像自然界中的太阳一样，对人来讲就有那么重要。肾是主水的，藏精，主水液，心肾之间是一种什么样的关系呢？心火下导，使水不寒；肾水上承，使火不炎。这就是我们在卦象上看到的离卦和坎卦，所谓离中有阳，坎中有阴，就是这个道理。那在人的整个生命过程中，如果把肺和脾的关系看作是天和地的话，那么肾与心的关系就是火与水的关系。在人的整个生命过程中，地气的上升与天气的下降，阳火的下导与阴水的上承，正好形成了一种周而复始、如环无端的局面，这种局面是维持人正常生命活动必不可少的。

　　我们今天的这个"心"字是个简化字，甲骨文上的"心"字是什么样的呢？其实是火的变形，就是把"火"字倒过来。我们今天常常讲的"心火"是有依据的，从文字学上就能够找到它的依据。从临床应用上讲，这个患者心火上炎，肾水不济，常用交泰丸，交通心肾，干嘛呢？就是让"心火下导，肾水上承"的这个过程能够得到完成！刚才把天和地、水和火都讨论完了，下面再来看看肝在五脏六腑中起到什么作用。我们刚才讲了，兑乾在天，艮坤在地，离卦为火，坎卦为水，就剩下巽卦和震卦了。肝者，风也。肝属木，肝主风。什么是风啊？风者，动也，它在水火的交泰与天地的交泰中，起到疏通的作用，这就是肝的作用。当这种风木不处在一种动的状态，就完成不了水气和火气的交流，也完成不了天气与地气的交流，所以中医常说肝为五脏六腑之贼。

二、天人同构是指导中医学的思想主体

中医学是以天人合一、天人同构的道家思想为主导思想，运用阴阳五行学说来研究人体生命运动规律的一门科学。但中医学在整个形成、发展、完善的过程中，充分吸纳了各种学问，比如我们去读前面的那段话，就会发现藏象学说的相互关系主要体现了儒家的思想，再比如中药里的君臣佐使也体现了儒家的思想。但是儒家思想不是指导中医学的主体，指导中医学的主体是以原始母系氏族为主的道家思想，因为儒家思想强调的是家国同构，它不讲天人同构，而讲君臣，讲父子，讲君君臣臣父父子子的关系，君要臣死，臣不得不死，父让子亡，子不得不亡。在老子道家思想中没有这种思想，道家强调人是大自然的产物，"人以天地之气生，四时之法成"，气运行到一定程度，天地就产生，产生了天和地，然后就产生了天地之间的人。人是"道生一，一生二，二生三，三生万物"所形成的，在这个过程中，人作为自然界最高级的生物，人得天地之全性，阴阳五行的基本特征及自然界所具有的一切可能的高度概括，在人身上都有体现。

中医学是我们祖先在长期观察中总结形成的，已经对这些问题有了深刻的理解。它告诉我们的常常是结论，而我们今天看到这些结论的时候，大多是只知其然而不知其所以然。我认为在学习这一段话的时候，不要去纠结于这段话的由来，而是应该通过这种描述去体会五脏之间的相互关系及中医认为自然界事物间的变化规律，比如天地之间的变化规律、水火之间的变化规律，以及在这些变化规律中所起重要作用的脏器——肝的作用。临床上中医非常注重肝，不是肝炎的肝，肝乃五脏六腑之贼，很多病都可以从肝入手，尤其是女同志的病更要从肝入

手。为什么呢？就是因为肝处在一个可以使气机升与降的关键位置上，所以在中医临证过程中，应"见肝之病，知肝传脾，当先实脾"。中医在治疗心、肾、脾、肺等脏器疾病时所使用的药物中，在用静药的时候，如党参、黄芪、熟地、山药等，总要加陈皮、柴胡一类的动药，以维持气机运动的状态。比如补中益气汤先用黄芪、党参、白术这一类健脾药，再加上升麻和柴胡。另外，我们现在用六味地黄丸的时候，为什么很多人六味地黄丸吃完以后会觉得不舒服呢？是因为六味地黄丸中没有了原方的砂仁，它就没有这个动药在里边。我们如果把古人的这些理论都理解透彻以后，自然能提高临床疗效。古人的方子配伍是非常严谨的，比如玉屏风散就黄芪、白术、防风三味药而已。黄芪、白术两味药是益气固表、健脾祛湿的，与此同时加入了防风。前两味药是静药，后面一味药是动药。如果只有静药没有动药，那就是一潭死水，就不能起到"流水不腐，户枢不蠹"的作用。

三、司外揣内是中医大夫的基本功

上面给大家介绍了《藏象》篇中的第一节《灵兰秘典论》里面所涉及的内容，它主要运用儒家的思想来认识人体脏腑功能的相互关系，其很多概念与我们今天并不完全一样。古人说的君主也好，将军也好，相辅也好，我们都很难明白，因为我们毕竟不是生活在那个时代。对很多问题的认识，应该从整体上去把握它们在人体生命活动中的不同作用，那样才能达到目的。

比如"肾者，作强之官，伎巧出焉"。临床会遇到很多老人都有骨质疏松症，那是不是补钙就行了呢？只有理解了这句话，就会明白老年人的那种老态龙钟的状态，跟他的肾气不足有直接的关系，不单纯是一个补钙的问题。小孩子的步履蹒跚是因为肾气没有充盈，而到了老年，肾气衰败了，也会出现步履蹒跚。但是小孩呢，因为他生机勃勃，所以长到十四五岁的时候就又蹦又跳的了；而老年人呢，这时候就不单纯是一个有形钙的问题了，应该归结到肾气、肾精，后面我们会学到"肾主骨，生髓，脑为髓之海"，所以中医治疗老年性的骨质疏松症，多从补肾入手。可见，中医在治疗的时候，不是单纯说哪个是补脑子的，哪个是补骨头的，而是要去考虑出现这些外在现象的根本原因在什么地方，然后从这个地方入手去进行治疗。学了藏象学说以后，就要学会"观其外而知其内"，这也正是为什么我们要先学习藏象的原因，只有先学藏象，再去看中医的诊法、望闻问切，才能找到根源。如果不先去了解藏象，诊法根本就没法讲。比方说这个人脸色白，那个人脸色红，另外那个人面色黄，为什么这个人要从肺肾去治疗，那个人要清胃热，那个人要补脾气？我们得找到它的根本原因，而藏象学说实际上就是"藏于内而现于外"，所以诊病的时候就要"司外揣内"。

刚才有个同学问，现在有的人虽然没感冒，但为什么一到这几天就开始难受了？这里就涉及中医伏邪的概念，《内经》里讲"冬伤于寒，春必病温"，讲的就是一种伏邪。何谓伏邪呢？比方说冬天比较冷，但有的人冬天挺爱美的，没穿那么多衣服，不知不觉就受寒了，但是受了寒以后她并没有当时就出现疾病，而是邪气郁滞在体内，造成一种寒而化热的状态，而从大寒开始，每年的1月21日前后，春气就开始萌生了，随着春气的升发越来越旺盛，体内的气血就逐渐地向外走了，在这个走动的过程中，常常就把这种化热之邪，就是所谓的伏邪给带出来了。伏邪一带出来以后，这人也没感冒，可能会出现咳嗽、痰多、嗓子疼，但是症状都不会特别重，不吃药过两天也好了。其实它就是冬天伏在体内的邪气，没有及时得到发散，到春天阳气升发的时候，它就出来了，同时临床上就会表现出一些症状，这个时候如果伏邪没有和外邪相合，症状就相对比较轻。

我们最近发现，今年很多春季感冒很严重，表现出明显的头痛、嗓子疼、浑身疼、发烧啊，而且经久不愈。为什么呢？就是因为去年冬天比较冷，有些人感受了寒邪以后在体内形成了伏邪，中医说"冬伤于寒，春必病温"，这个伏邪没有及时被化解掉，加上春天外受风寒或风温之邪，外邪引动了伏邪，症状就加重了。所以，我们今年在治疗很多感冒的时候，因为已经伏邪化热，郁滞在体内，这时候除了用平时常用的辛凉解表药和辛温解表药以外，还要配上清热解毒的药物，效果才比较好，比如像大青叶、生石膏这一类的药物。

四、小柴胡汤是临床治疗外感病常用方剂

刚才有同学提到，对于这种外感伏邪能否使用小柴胡汤？小柴胡汤是由柴胡、黄芩、半夏、党参、甘草、生姜、大枣组成，用于治疗少阳病。少阳属肝胆，《伤寒论》里提到的小柴胡汤证的临床症状是往来寒热、胸胁苦满、默默不欲饮食、心烦喜呕。这在临床上经常会遇见的，基本特点是口苦、咽干、目眩。可以看到，口、咽、目全部都是窍，窍是什么啊？窍就是人体里面和外面接触的通道。中医认为少阳病的病位在哪呢？说病在半表半里，半表就是外边，半里就是里边，所以少阳证反映的症状是口、咽、目的苦、干、眩，都反映在孔窍上。

这些症状现在临床上太常见了。你刚感冒的时候，西医会给你吃点药，吃点什么抗生素，或者吃点解热镇痛的药；要是到比较老的中医那里去，他就会给你开点感冒止咳冲剂、银翘解毒颗粒。这就造成了外感初期的症状几乎都被掩盖了，中医发汗法已很少使用。现在临床上所能看到的感冒患者，很多都是刚才所说的少阳病的症状，为什么呢？就是通常使用发表法，感冒就好了，没好的这部分患者病邪就郁滞下来，自然就进入了半表半里的状态。什么叫半表半里呢？正气有向外透达抗邪的趋势，而病邪有向里发展的趋势，少阳证就是在这么一种状态下所出现的一系列症状。为什么患者会出现寒热往来呢？这是一种邪正交锋的反映。这时候常常用小柴胡冲剂，主要作用就是和解少阳，是为了让在外的邪向外透，不至于再向里陷。现在治疗外感病使用柴胡剂的频率是相当高的，"寒热往来，胸胁苦满，默默不欲饮食，心烦喜呕"，大家可以仔细体会，自己感冒以后是否会出现这样的症状。

小柴胡汤是柴胡剂群中一张非常典型的方剂。这个方剂的作用是什么？柴胡的主要作用是升，它能使得肝气上升，用黄芩使得肺气下降。柴胡入肝经，柴胡有明显的升清作用，用柴胡的升和黄芩的降，从而达到治疗处在半表半里的气机

不畅的症状。感冒刚开始的时候，外边怕冷，中医来点解表发汗就可以把外邪祛除。邪在半表半里的时候，人体是处在一种气机不畅的状态。肝是主疏泄的，中医认为肝在人体中具有非常重要的作用，另外有"肝为百病之贼"的说法，这是与肝特有的生理状态密切相关的。中医说肝是主藏血之脏，对人体血的收藏、闭藏有密切关系，所以说肝的本体是阴，但它的作用又是属阳的，主要是主导气机舒畅。感冒的时候，中医认为这些状态就是表现为气机不畅，比如胸胁苦满；如果表邪郁滞，就会出现寒热往来，一会儿发热，一会儿发冷；而默默不欲饮食，是不想吃东西，也是由于气机不畅造成气血停滞。那既然是气血郁滞，气机不畅的这么一种状态，中医就用柴胡的升散和黄芩的降泻，使得肝气左升，肺气右降，气机通畅。那如果患者同时有默默不欲饮食、心烦喜呕的症状时，已不单纯是气机停滞，而且水液也停滞了，所以还要用半夏降逆止呕。此外，再加上党参、大枣、生姜、甘草等保护脾胃。

第十二讲　脏腑的主要生理功能

　　下面继续讲《素问·六节藏象论》。藏象一词，就是在《六节藏象论》里提出的，这一段文字主要讲的是内在五脏的功能和外在血脉、躯体之间的有机联系。如果说上面那段文字主要讲了十二个脏腑在人体的生命活动中各司一部分职责的话，那么以下这一段话则主要讲了内在的脏腑，尤其是五脏和外面的四肢、百脉、孔窍之间有什么有机的联系，同时也涉及它和自然界有什么有机的联系。

　　"心者，生之本，神之变也，其华在面，其充在血脉，为阳中之太阳，通于夏气。肺者，气之本，魄之处也，其华在毛，其充在皮，为阳中之太阴，通于秋气。肾者，主蛰，封藏之本，精之处也，其华在发，其充在骨，为阴中之少阴，通于冬气。肝者，罢极之本，魂之处也，其华在爪，其充在筋，以生血气，其味酸，其色苍，此为阳中之少阳，通于春气。脾、胃、大肠、小肠、三焦、膀胱者，仓廪之本，营之居也，名曰器，能化糟粕，转味而入出者也；其华在唇四白，其充在肌，其味甘，其色黄，此至阴之类，通于土气。凡十一脏取决于胆也。"

　　这段话把五脏六腑的主要功能，以及与四肢、皮肤、血脉之间的联系，都做了一个大致的介绍。"脾、胃、大肠、小肠、三焦、膀胱者，仓廪之本，营之居也，名曰器，能化糟粕，转味而入出者也；其华在唇四白，其充在肌，其味甘，其色黄，此至阴之类，通于土气。"李中梓先生对这段话是顺文解释的，而秦伯未先生则在附注里做了一些修改，他认为应该改成"脾者，仓廪之本，营之居也，其华在唇四白，其充在肌，其味甘，其色黄，通于土气"，而把"胃、大肠、小肠、三焦、膀胱，名曰器，能化糟粕，转味而入出者也"放在后面。我本人比较同意秦老的意见，因为古人在记述这些文字的时候非常注重格式和文义。从文字体例来看，前面从心开始，然后讲了肺，然后讲到了肾，再讲到了肝。从文字的顺序上看，下面首先应该讲到脾，而且就"脾"本身而言，"其华在唇四白，其充在肌，其味在甘，其色是黄，通于土气"。从文字条理上看，也更合理一些。

一、脾胃者，仓廪之官

对古人的文字，一般的原则是不要轻易去乱改，但李中梓先生修改的这段文字，证之临床也比较符合。

前面讲了"脾胃者，仓廪之官"，而这儿则讲"脾者，仓廪之本，营之居也"。大家都知道，"仓廪"就是主储藏和运化，脾的主要功能是运化，而且是"营之居也"，营就是营气了，就是气血了，主要是以血为主。血在血脉里面，我们管它叫"血"，当它真正作用起来的时候，就把它叫"营"，所以营和血，在中医的概念里常常是相提并论的，即营血。而讲到气的时候，尤其讲到外部气的时候，则经常是卫和气连在一起，即卫气。那么"营之居也"，就是指营血储存的地方。

"其华在唇四白"，唇四白者，唇之四围白肉际也，就是口唇及周边的白色肌肉。今年春天碰到好几个患儿，动不动嘴唇这儿就起泡，要不然就是嘴唇破了。从中医角度看呢，这就是脾经有热，这时候可以用点什么石膏啦、山药啦，一边清脾胃的热，一边养胃阴，这种脾经的热就消下去了。所以证之临床，把"唇四白"确定为脾，也是比较符合的。

"其充在肌"，脾主四肢肌肉，脾所营养的主要是肌肉，所以中医治疗四肢和肌肉疾病常常重在脾。比如前些日子有个学生来找我看病，他是去年春天出现浑身肿，肿了两个星期后自己就好了。今年春天又肿了，无缘无故就肿了，也没感冒，他的这种肿是从脸一直肿到腿。他先去了西医院，西医大夫怀疑他是不是血液有毛病，让他去验血，他挺紧张，肿了3天，没等血液化验结果出来就过来找我看。他当时是一个什么症状呢？舌淡苔白，四肢都肿，大便偏溏。肿在四肢，其责在脾，治疗当然从脾入手，我用了春泽汤，就是党参加上五苓散。五苓散就是茯苓、猪苓、泽泻、白术、桂枝，再加上五皮饮（茯苓皮、陈皮、生姜皮、大腹皮、桑白皮）。我给他开了 3 剂，结果他吃了 2 剂后就给我打电话说："老师我不肿了，全好了，现在身体感觉特别轻松了。"

这个病例怎么去理解呢？大家注意这个学生的发病都是在春天，他本身脾气偏弱，脾胃偏弱，脾属土，春天正是肝气升发的季节。这个时候肝气升发，木气过旺，容易出现木克土，如果平时属于脾胃比较健运的，那没关系，春季肝气升发就升发，体内脾胃生养的气血还有助于肝气的升发。但这个学生平时脾胃就比较弱，去年春天就这么发病了，过了两周自己就好了，这说明春气升发造成木气过旺，木气克伐了脾土，本来脾胃就弱，那么这时候在木气克伐脾土的情况下，使得脾不运化。脾是主湿的，脾不运化了，首先就出现脸上一直到身上全肿了。那么这时候中医的治疗主要就是健脾，因为春天的时候，春气本来就应该升发，这时候的主要矛盾不是平木气，不是平肝气，而是健运脾气，脾气一健运，使脾土和肝木之间的这个平衡协调过来了，那肿胀就自然消失了。

这里运用的藏象理论就是脾"其充在肌"，就是四肢肌肉的肿，其着眼点是脾，而不是着眼到肺，也不是着眼到肾，这就是中医看病的特点。西医让患者去查血、验尿，就怕患者是不是得肾病了，或者是血液病了，西医的这种检查从还原论的角度来看是没有问题的。而中医在诊病、治病的过程中，很多时候使用的就是藏象学说。

二、心者，生之本也

下面我们继续解读"心"。"心者，生之本，神之变也，其华在面，其充在血脉，为阳中之太阳，通于夏气。"这一段话怎么理解呢？

"心者，生之本"。我们知道，自然界如果没有太阳，恐怕人类就不存在了，而一个人如果没有心，这个人也活不了。所以首先提出心在人的生命中起着重要作用。接着就讲了"神之变也"。什么叫神之变呢？变化不测谓之神，一个正常人对外面所发生的一切事情，都能做出相应的反应。这个反应，中医就叫"神之变也"。西医强调大脑，有人根据"心之官，则为思"，就认为中国人都不知道大脑的存在，认为中国人没有外国人聪明。

汉字的"思"，上面其实是囟门的"囟"字，下面是个"心"字，是两个字的结合体。甲骨文在演变过程里就把原来囟门的囟和心，变成了现在的这个"思"。这个"思"字的演变过程，其实用的是"体用"学说。五脏是人的本体，而从头到五官，到九窍，到四肢，都是用的范畴。这是藏象学说很重要的一部分内容。中医在谈到每一个脏腑的时候，都找到了和这个脏腑相应的器官之间的有机联系。

"其华在面"，大家说哪儿都怕冷，就"面"这儿不怕冷，头可以戴帽子，四肢可以戴手套，但是很少有人把脸也捂上，为什么呢？因为头为诸阳之会，阳气都要上通于头目，一个人如果已经出现脸都很怕冷的话，那这个人的阳气恐怕就够呛了。在中医望诊中，首先看患者的精、气、神，看他那种外在的现象，由此就可以知道这个人大体所处的状态。比如血虚的患者进来的时候，面色是㿠白和萎黄的，而且没有光泽；长期肝病的患者进来的时候，面色是晦暗的；肾气弱的人进来时，面色是苍黑的。"其华在面"，指的不单纯是一种色，还有一种神，日常生活中会说这个人生气勃勃，这就是中医所说的有神。这个神和心的关系极其密切，比如二尖瓣面容，脸颊这儿有两块红的，但是你一看那个样子，并没有那种精神很饱满、气血很充盈的状态，这种就是心脏疾病直接体现在神方面的例子。

"心为阳中之太阳，通于夏气。"关于"阳中之太阳"，还有后面的"阳中之太阴"，我们放到最后再说，现在接着往下看"通于夏气"。人和自然界是个统一的整体，中医说春夏养阳，秋冬养阴，这里的阳气指的就是心气和肝气，春天补肝气，夏天补心气，都是要有助于阳气的升发。

三、肺者，气之本也

"肺者，气之本，魄之处也；其华在毛，其充在皮，为阳中之太阴，通于秋气。"这里讲"肺者，气之本"，是指肺主一身之气，不单是指机体一呼一吸之气，还包括毛孔的一开一阖之气，以及五脏六腑、经络百骸的流动之气。如临床常常遇到上半身肿的患者，都会从肺气的开阖入手。说肺主气，怎么会出现浮肿呢？因为气为水帅，气走到哪里，水就跟着走到哪里，气开阖不利了，水就停住了。比如张仲景在治上半身肿的患者，用越婢汤、越婢加术汤、防己茯苓汤、防己黄芪汤。防己黄芪汤是治什么的呢？治疗中医所说的风水证。风水与西医学中的急性肾盂肾炎比较接近，表现为突然出现恶寒怕冷、全身浮肿、上半身肿，中医认为是由于肺气不能正常宣发与肃降造成的。肺气不利所出现的风水，中医用"开鬼门"的方法，使用越婢汤，用麻黄和石膏、姜、枣、炙甘草，主要通过"开鬼门"发汗的办法，开阖之气得到正常运转，从而达到水气行的目的。对于虚性的人也会经常出汗，伴有恶风，并出现浮肿。有汗的浮肿，中医要用防己黄芪汤，黄芪的使用是为了固表止汗，这个门老是打开也不行，要开阖有度，这样才能使人体的气实现正常交换，卫气闭锁了，中医要用开的办法；当卫气开得过多、水液停滞的时候，中医要益气固表的玉屏风散，药也很简单，防风、黄芪、白术。临床用得好的话，这两个方子就可以治疗由于肺气引起的水肿。

"肺者，气之本"，人有宗气，有各个脏腑之气，而统领一身之气的是肺，五脏六腑的精气与肺气有着密切的关系。所谓"肺朝百脉"，中医号脉就是要在手太阴肺经上来看人体脏器的状态。"魄之处也"，神、魄、魂、意、志叫作人的"五神"，实际上都是人的精神活动的一种反应，五神和精神活动密切相关。"两精相搏谓之神"，这个人气血非常充盈，表现为精神非常振奋，思维非常敏捷，处理问题非常果断，就可以说这个人很有神，精气很好。"随神往来者谓之魂，并精而出入者谓之魄"，这句话在后面的文字中要看到的，这种魂魄的概念和迷信里面所说的魂和魄是不一样的，应该怎么理解这个魄呢？我们在日常生活中经常会说，这个人做事很有魄力，那个人做事一点魄力都没有，这个"魄"和"魄之处也"的魄有很大的关系。这里所说的魄，与精神有关，它与精气神是相辅相成的，人在没病的状态下，他的这种魄力就比较大，而病的时候想干点什么，总感觉力不从心，魄力就不够，这个"魄"与人体自身的状态和精神状态密切相关，后面还会进行详细解释。

"其华在毛，其充在皮"，就是皮毛的开阖与肺气直接相关。当遇见皮毛病的时候，中医常常要从肺气入手，因为这与肺气的宣发与肃降功能相关。由于肺气宣发与肃降的功能不好，造成局部得不到充分的濡养，临床常用的防风通圣散中都是辛温辛凉的药物，为什么要用辛的药物，就是要调整肺的宣发与肃降功能，从而达到治疗皮肤病的目的。中医治疗皮肤病，除了一部分皮肤病是因为湿热引起的，要从脾入手治湿外，更大一部分则需从肺脏入手，用辛味的药物使里面的气与外面的气交换正常，最终达到治疗疾病的目的。

肺"通于秋气"，秋天是气血从外面向里面走的季节，外面的气血处于相对不足的状态，这个由外向里走的功能，就是肺的功能。老百姓常说萝卜生在秋天，梨也生在秋天，萝卜和梨都是金气特别重，所以秋天多吃点萝卜和梨，有助于肺气的肃降。有个同志的小孩，最近老咳嗽，用了很多药都没见好转，别人说煮点萝卜水吧，他给孩子喝了以后咳得更厉害了，为什么呢？因为春天是升发的季节，你不让它升发，当然就要咳嗽啦。如果是到了秋天的时候，就可以用萝卜水，那样有助于肺气的肃降。另外，秋天比较燥，燥又非常容易耗伤肺的津液，使肺气之津液不足，这时候就要用润燥的方法。我记得叶天士《临证指南医案》里记载了这么一则治疗咳嗽的案例：患者咳嗽，别人开的方都治不好，叶天士看了方子以后就说，加上两片枇杷叶，加上去就好了。为什么呢？枇杷叶本身就是降肺气的，秋天也是需要降肺气的季节，一般的止咳化痰效果不好，这时候加上两片枇杷叶有利于肺的肃降。

四、肾者，封藏之本也

"肾者，主蛰，封藏之本，精之处也；其华在发，其充在骨，为阴中之少阴，通于冬气。"肾脏具有闭藏的作用，包括藏精和固涩的作用，所以肾气不足常有各种闭藏不固的表现。比如说老年人经常夜尿、小孩子遗尿、女子带下多、男子遗精等，都是肾气不足的表现。中医治疗这类疾病的时候，基本从肾入手。

"其华在发"，小孩的头发和年轻人的头发都特别好，像我们这种白发，两鬓发白一般都是肾气不足，40 岁以后头发白了一般都是肾气的问题。此外，有的脱发还跟血运有关，临床上要仔细辨证，不要一掉头发了都给人家治肾。我曾碰过这样一个患者，突然间就没头发了，找了很多人治都治不好，最后他找到了当时我跟诊的一个老中医。老先生认为此人是苦伤肾，用了大小胡麻、生地、山萸肉等一大堆的补肾药。让我感到惊奇的是，每剂药里面除去补肾的药以外，还放了一把马尾松针。老先生跟我说，马尾松针闭藏之气很重，而且松针像头发似的。这个患者治疗 2 个月以后，就长出一头秀发，到现在头发也没掉。这个患者是因为长期惊吓而出现肾气不固，最后导致脱发。这个患者之前也看过很多大夫，自然也用过不少补肾的药物，为什么到这个老大夫这里就管用了呢？我想这个马尾松针还是起了作用的，"中医随手拈来都是药"这个说法确实是有道理的，虽然来源于日常生活，但始终是在中医理论指导下运用的。

肾"通于冬气"，日常生活中经常会听到很多补肾的说法，而补肾的时机是这个问题的关键。我们常常在冬天用六味地黄丸、金匮肾气丸、八味肾气丸，因为冬天的气血都到内脏去了，所以是补肾的最好季节，用入肾的药容易运化而且容易发挥作用。

五、肝者，罢极之本也

"肝者，罢极之本，魂之居也；其华在爪，其充在筋，以生血气，其味酸，其色苍，此为阳中之少阳，通于春气。"罢极之本，"极"跟疲劳几乎是一个意思，人只有在肝血充盈的状态下，遇到紧张或者特别危急的时候，它才能体现出很大的力量，这和肝有很大的关系，也是一个人能不能耐受疲劳的根本原因。你看临床上肝气不舒的人，稍微干点活就觉得很累了，这就和肝阴不足、肝的藏血不足有着密切的联系。

"魂之居也"，魂与魄和神的关系非常密切，"随神往来者谓之魂"。咱们大家都知道"日有所思，夜有所梦"，如果你白天想着什么事，晚上就容易做梦，做梦人说魂魄就跟着走了，其实反映了人体的一种思维活动。"其华在爪"，爪就是指甲，有人说一看手就知道哪里犯病了，也编著了这方面的书籍。其实《内经》早就说了，一个人指甲的好与不好、指甲的脆与不脆、指甲的坚硬程度等直接反映了肝脏的状态。临床上常会看到，肝病的患者会告诉你前一段指甲一轮一轮的，最近好了，又没轮了，这种情况反映了肝血的状态，因为肝主筋，爪为筋之余，可见指甲在一定程度上反映了肝脏的变化。

"其充在筋"，中医认为骨头上的病多从肾论治，而凡是筋方面的疾病则多从肝论治。《伤寒论》有一首著名的方剂——芍药甘草汤是治疗脚拘挛，就是平常说的抽筋。芍药用一两，即 30g，再加上甘草 6g。女同志怀孕时十个有九个抽筋，都说是小孩在肚子里转筋呢，中医则认为女子是以肝血为主体，怀孕时肝血都去滋养小孩了，没有更多的血去濡养筋脉，就容易出现脚拘挛。这种情况下，用点芍药甘草汤，酸甘化阴以养肝阴，可以达到治疗的目的。

"其味酸，其色苍"，酸味入肝经，很多女同志最清楚了，怀孕时候特别爱吃杏，爱吃酸的，为什么呢？因为体内阴液不足了，酸入肝经，一般人看着杏就掉口水，孕妇却吃着津津有味，体内阴液不足时就需要它支持。"其色苍"，苍色是一种青绿色，比方说绿豆，它入肝经，能解毒，夏天喝绿豆汤有清热解毒的作用，其实就是绿色入肝经。这一段里指代脾、肝的功能时，提到了色和味，其他都没提到这个问题，《内经》在后面其他篇章里有详细的五味和五色之间的相互关系，那时候大家再进一步学习。

"通于春气"，春天一定要帮助春气的升发，而不要抑制春气的升发。此时不管治疗什么疾病，需要用一些辛味的药物，具有升发作用的药物，不要过多地使用沉降的药物，这样才利于春气的升发，比如柴胡、茵陈、青蒿等，这类得春气最旺的药物都具有升发作用。

通过以上对五脏藏象的解析，可以清楚地了解人体五脏和自然界之间是休戚相关的。中医大夫要看到患者现在得的是什么病，病在哪个脏腑，处在什么季节，根据当下所处的状态而选择用药。

六、六腑传化物而不藏，以通为顺

"胃、大肠、小肠、三焦、膀胱者，仓廪之本，营之居也，名曰器，能化糟粕，转味而入出者也"，这段话讲了六腑的主要功能。《内经》说"五脏藏精气而不泻，六腑传化物而不藏"，六腑包括胃、大肠、小肠、三焦、膀胱，其治疗原则是要让六腑通畅，不能闭塞。比如刚吃完饭的一两个小时，胃是满的，肠子是空的，等一会儿胃是空的，肠子是满的，如果能够正常的沿着这个顺序走下去，那就没事。要是吃完饭两个小时后，胃还堵的话，六腑就有点不通了。六腑作用是化糟粕，就是要把吃进去的食物和喝进去的水液正常转化，保证入和出的道路通畅。患者胸膈是否痞闷，腹部是否胀满，二便是否通利，打嗝不打嗝，这都是中医临床上必须了解的内容，为什么呢？因为这能判断六腑是否通畅。如果六腑不通畅，一旦出现闭结，那么就得因势利导，"其高者，因而越之；其下者，引而竭之；中满者，泻之于内"。病在胸膈以上者，采用吐法，使邪从口呕吐而出；病在胸腹之下者，可采取疏导泄下的方法祛邪；病在中焦脾胃、脘腹胀满不适者，可以用泻泄的治法，把它排出去。可见，治疗六腑疾病时要注意六腑以通为顺，这和六腑的功能息息相关。因为六腑本身是传化物而不藏的，如果患者五天不大便，作为中医大夫就得给他想想办法了。而五脏则主要是藏精气的，不能让五脏的精气全部泻出去，"夺血者无汗，夺汗者无血"，如果发汗太多就伤血了，精血都是五脏所储存的，不能泻，尤其不能过度地泻。

这里还有个问题一直是历代医家有争论的，即心为阳中之太阳、肺为阳中之太阴、肾为阴中之少阴、肝为阳中之少阳、脾为阴中之至阴。如果从"心通于夏"的角度来看，心为阳中之太阳是合理的，春夏都是属阳的，春天阳气刚出生，夏天是阳气特别旺盛，那么心应该是阳中之太阳。相对的肝是阳中之少阳也是合理。但"肺通于秋"却是阳中之太阴，"肾通于冬"却是阴中之少阴，让很多医家持有怀疑态度。有部分医家撰文解释为什么肺是阳中之太阴，是因为胸膈以上为阳，阳中之阳为心，阳中之阴为肺；肺又是手太阴肺经，所以说肺为阳中之太阴也；而身以下是以阴为主，肾是在人体的下半部属阴，它的经脉是少阴，所以肾是阴中之少阴。但从整个文体看，似乎前两者跟自然有关，后两者却跟身体有关，故这种说法我觉得多少有点牵强。我也查了很多不同的版本，但都是这么记载的，我只能对这个问题存疑，有待进一步考证。

七、凡十一脏，取决于胆

最后要讲"凡十一脏，取决于胆也"，这是很重要的一句话，中医界对这句话也是众说纷纭。很多搞中西医结合的同志说，如果胆囊切了，那十一脏不都没了，整个人不也就完了吗？是不是"凡十一脏，取决于胆"不科学啊？其实对于这句话应该这样去理解，人和自然是一个统一的整体，东方甲乙木，甲乙都属于木，而且都代表了自然界的春天，从初春到春分这个阶段都是处在春气升发的季节，甲木指胆，乙木指肝，"凡十一脏，取决于胆"是什么含义呢？从自然界的角度来看，农作物的生长，如果早春的升发之气不旺盛时，那么这一年的收成就不会圆满；同样一个人在一年的春生、夏长、秋收、冬藏整个过程中，如果没有早春的升发，恐怕后面的其他生命过程也都没有了。

从一天来看，子时是晚上十一点到一点，是人一阳生，阳气来复的时候，这个时候如果能很好地注意的话，将有助于胆气的升发。临床上经常看到长期熬夜或者生活不规律，几乎夜夜都是过了子时才睡觉的患者，他们首先表现的是代谢性疾病特别多，什么高脂血症啊、脂肪肝啊，有的虽然不是天天肥甘厚味，但天天熬夜，结果也造成了身体状态很差。因为子时正是阴阳交替的时候，是一阳生的时候，这时老不让它升发，没有升发之气就没有化和收，生、长、化、收、藏的全过程就会出现障碍，很多代谢方面的问题就出来了。

还有一种观点认为，胆为奇恒之腑。在五脏六腑里，只有胆既是五脏六腑之一，又是奇恒之腑之一。奇恒之府，包括脉、骨、髓、胆、女子胞。李中梓认为，作为奇恒之腑的胆能"通全体之阴阳"，即奇恒之腑和五脏六腑是通过胆来建立起密切联系的，所以说"凡十一脏，取决于胆"。

我更偏向于第一种观点，这种认识更符合临床实际。在临床上，凡是慢性的、说不明白的疾病，以及脏腑还没有完全出现明显变化的疾病，或者还没有出现器质性改变时，比如现在所说的疲劳综合征，以及一些莫名其妙的疲劳、难受、失眠等患者主诉一大堆，这也不舒服，那也不舒服，好像没一个地方是舒服的。这时，很多老大夫都喜欢用十味温胆汤，包括蒲辅周老师。这是一个非常好的方子，它从调整肝胆的气机入手，常常卓有疗效，这也从临床上反证了"凡十一脏，取决于胆"。

总的来讲，藏象学说是中医基础理论中最重要的部分，大家只有熟读藏象理论的有关条文，并且进行深刻的领悟，才能当好中医大夫。因为中医的核心就在这里，把这部分学好了，就能够按照中医的思路去分析临床问题，给人看病也就比较自如了。

第十三讲　物无妄然，必由其理

一、脾为谏议之官

李中梓《内经知要》的藏象部分是从《素问》和《灵枢》里一共摘取了九段话，上一讲讲了前面的两段话，主要讲中医藏象学说包括哪些内容，有哪些脏腑及其主要功能。这两节内容，希望大家能很好地消化，有些内容最好能够背下来，真正印在脑子里，这样在今后临床过程中就可能会找到中医的一些思路。

上次讲脾的时候，讲"脾胃者，仓廪之官"。在秦伯未先生的讲解里，认为这里还应该补充上《素问·刺法论》中的"脾为谏议之官，知周出焉"。第一节里面讲"心为君主之官，神明出焉"；在讲脾胃的时候提出"脾胃者，仓廪之官"，在别的篇里又提到了"脾为谏议之官"。什么是"谏议"？谏议，就是古代提意见的大臣，可以向皇帝直言什么该做、什么不该做的大臣，那么这个"谏议之官"在藏象里应该怎么理解呢？古人是这样理解的，比如说一个人看见食物之后特别想吃，那这个食物能不能吃，适合不适合吃？决定这件事的脏腑主要在脾胃，它起到的就是这个作用。因为脾胃为仓廪之官，水谷精微都得经过它，所以这些东西能吃不能吃，想吃不想吃，跟脾胃的关系非常密切。再比如说，天气热了，有些人觉得特别想喝凉水，但是有些人一见到凉水就发怵，这个问题必然是在脾胃，如果内里水湿比较重的时候，人就不会产生强烈的喝水欲望。

一个人对饮食物的好恶，常常和他的脾胃功能直接相关，很多人来看病的时候都会问我，有什么忌口或者不忌口的？我认为，这个问题对大人和小孩是不一样的，小孩往往因为自身的阴阳还没有达到一定的状态，很多时候容易出现饮食不节；而对于大人来说，我认为首先要找到一种感觉，就是你想吃还是不想吃，你想吃的东西你就去吃，你要是不想吃的东西就不要勉强，因为想吃的东西代表身体是需要的，而这个需要与不需要和脾胃有直接的关系。这是上次课需要补充的内容。

二、肺合大肠——治疗便秘的四种方法

下面接着讲第三段，是节选自《灵枢·本输》的，原文是这样说的："肺合大肠，大肠者，传道之腑。心合小肠，小肠者，受盛之腑。肝合胆，胆者，中清之腑。脾合胃，胃者，五谷之腑。肾合膀胱，膀胱者，津液之腑也。"这儿有一个"也"字，下面讲："少阳属肾，肾上连肺，故将两脏。"这是个句号，下面说："三焦者，中渎之腑也，水道出焉，属膀胱，是孤之腑也。"

这段话最开始提到了"肺合大肠"，肺和大肠是互为表里的。中医认为，五脏重在藏精，而六腑重在通用，每一脏和每一腑之间有对应关系。在临床中经常会看到，肺经有热的时候要通过大肠去泻热，心经有火的时候要通过小肠去泻热，所以中医在治疗这类疾病的时候，常常要考虑脏腑相合的关系。

比如临床经常见到的便秘，从西医学的角度看，治疗便秘就要用通里攻下的药以增强肠蠕动，比如番泻叶、大黄一类的药。但中医就有所讲究了，这一类药在什么时候才能使用呢？只有胃肠道真正有积滞，就是热与实邪结在胃肠道的时候才能使用。对于便秘，虽然直接针对大肠进行治疗是有效果的，但这些药物性苦寒，长期使用会损伤脾胃。所以通里攻下、清热泻下的药像大黄、枳实、番泻叶等，在中医几千年的临床实践中，是不主张长服久服的。中医在使用通利大肠方法治疗这些腑气不通的便秘时，常常有两种方法，一种用通里攻下的方法，另一种是用增水行舟的办法。如果是实与热结的时候，用通里攻下的方法；但如果肠道津枯液少，尤其是大肠，那么就不能用通里攻下的方法，而要用增水行舟的办法，把肠道里面的水增多一点，大便就通畅了。对于这种由于津枯液少造成的大便不通，中医常常用生首乌10~20g泡水代茶效果很好，但不能用制首乌。生

首乌和制首乌的区别在哪里？两者的区别就如同生地与熟地的区别，生首乌其性偏凉，而制首乌凉性就变弱了。所以在润肠通便的时候，如果增水行舟，就要用生首乌、肉苁蓉这一类药物。上周我接诊了一个患者，30来岁，是患十多年便秘的一个女同志，她什么药都吃过了，便秘就是解决不了，我给她开了生首乌300g，今天上午过来复诊，说这回可好了，每天一次大便。这个病例说明了中医贵在辨证求因，看到便秘并非就一味地使用通大便的药物，就像这个病例，这是中医通利大便的另外一种方法，叫增水行舟法。

中医治疗便秘还有一种方法，叫"提壶揭盖法"，也叫"益气通便法"，常常要用黄芪与升麻，为什么呢？因为这种大便不通，常常是由于肺气不利、中气不足导致的。肺气虚了，上面的气不足了，那下面的气就下不去了，所谓的"清气不升，浊气不降"。这种便秘，老年男性患者比较多见，因为男子以气为主，到老年以后气力不足了，就容易出现便秘，要用益气通便法，药用黄芪、升麻。用黄芪的目的就是要补中气、补肺气；用升麻的目的就是要升清气，清气一升，浊气就降了。对于老年的虚性便秘，益气通便法所使用的理论基础，就是肺与大肠相表里。中医的很多话看似简单，实际蕴含着很深的道理，比如说"肺合大肠，大肠者，传道之腑"，那大肠肯定是往下传导了，它和肺之间由于存在着一脏一腑的对应关系，所以在治疗大肠疾病的时候，要想到它相对应的肺。如果藏象学说学好以后，辨证就会变得灵活，就不会只想着怎么去通大便了。

中医治疗便秘，除了刚才讲的增液行舟法、益气通便法以外，平肝降逆法也是解决便秘的很好方法。平肝降逆法中最常用的一味药是决明子，通常会把决明子炒了打碎，煎汤代茶饮。可能有人会说，决明子不是入肝经具有清肝明目的作用吗？它怎么能通便呢？使用决明子通便的方法，常常用于治疗西医很难解决的便秘，比如瘫痪以后长期卧床的患者出现便秘。由于患者长期不活动，整个人是处于一种气滞的状态，这时候才使用平肝降逆法，用决明子来降肝气以达到通便的目的。

　　益气通便法和肺气有关系，平肝降逆法则跟肝有关系，而临床经常使用的通里攻下法则主要和脾胃有关系。虽然与便秘产生直接作用的是大肠，但它和脾胃、肺、肝都相关。我们在读这一段经文的时候，除了要掌握每个脏腑本身的功能外，同时要想到和其他脏腑的相互关系。这样的话，才能在临床上提高自己的辨证能力及治疗水平。

三、心合小肠——清利小便的导赤散

　　心和小肠互为表里。当心经有火的时候，中医常用的一个方子叫导赤散，它的主要作用并不是祛心火。当心火旺盛的时候，患者出现口舌糜烂、心情烦躁。在治疗这个病证的时候，常常用的就是导赤散，由生地、木通、竹叶、甘草梢组成。生地入心经，木通、竹叶、甘草梢都有通利小便的作用，它是把心经的火通过清利小便的办法，将它从小便排出，这个理论基础就是我们刚才说的"心合小肠"，与"小肠者，受盛之腑"密切相关。因此，中医的藏象绝对不是一个解剖学上的概念，绝对不能从解剖学上去理解心和小肠是什么关系，而是在长期临床中发现的一脏一腑之间的相互密切关系。等我们把藏象学说读完以后再去看经络，就更能看到它们之间的有机联系。

四、少阳属肾，肾上连肺，故将两脏

　　"少阳属肾，肾上连肺，故将两脏"这一段话是比较难理解的。秦伯未老师是怎么解释的呢？秦老说了这么一段话：本节的"少阳属肾，肾上连肺，故将两脏"和"属膀胱"等句，是指三焦起于肾，从肾而上行则连肺，下行则连膀胱，统领着肺和膀胱两个脏腑。如果从字面上讲，因为前面讲的都是一脏一腑，比如肺、大肠，心、小肠，肝、胆，脾、胃，肾和膀胱，这儿突然加了这么一段话，应该和后面的"三焦者，中渎之腑"联系在一起。少阳属肾，这个属字应该是"起于"的意思，即三焦起于肾，肾上面连着肺，下行则连膀胱，统领着肺与膀胱两

个脏腑。

李中梓先生是这样解释的："三焦之下，属膀胱，而膀胱与肾相合，故三焦者，亦合与肾也。"他认为，肾主管着三焦与膀胱两个脏腑。在秦老的浅解中还有一段话："考《甲乙经》，少阳作少阴，那么两个脏则是膀胱与肺。"我更倾向于《针灸甲乙经》的看法，它是把少阳当作少阴，这个可能更合理一些。从这段文字的整个气势看，前面讲到"肾合膀胱，膀胱者，津液之腑也"，紧跟着讲的是"少阳属肾，肾上连肺，故将两脏"，后面才开始讲三焦。在讲三焦之前，突然把三焦经络的名称用少阳来取代，我觉得不合理。后面接着讲的是什么呢？"三焦者，中渎之腑也，水道出焉，属膀胱，是孤之腑也。"肾是主水的，膀胱为州都之官，藏津液的，肾和膀胱的关系非常密切，膀胱的开阖，小便的利与不利，都跟肾气有着密切的关系，而肺为水之上源，肺和肾之间是金水相生的关系。临床治疗急性肾炎出现浮肿的时候，中医把它叫作"风水"，使用的是黄芪防己汤，是通过治肺而达到消除浮肿的目的。这正好验证了"少阳属肾，肾上连肺，故将两脏"。如果像秦老所说的"少阳起于肾"，似乎有点牵强，而《针灸甲乙经》中的少阳作少阴是比较合适的。实际临床中，水液代谢失调而出现小便不利的时候，中医不是治肾，而是通过治肺以达到通利小便、"开鬼门""洁净府"的目的，这也体现了肾和膀胱、肺之间的密切联系。

看这些经文，可能大家会觉得枯燥，因为很多同志还没有中医临床实践经验，所以常常觉得不好理解。藏象学说不像西医解剖是可以看得见的，中医只是用文字来描述。对这类文字不要轻易放过，岳美中老师说过一句话，"读中医书要宁涩勿滑"，不理解没关系，只要反反复复地去读，反反复复地去体会，通过对这个经文的理解和学习，来加深自己对中医学理论的认识。

五、三焦者，中渎之腑也，水道出焉

"三焦者，中渎之腑也，水道出焉，属膀胱，是孤之腑也。"三焦和包络是互为表里的，这段话没有讲包络，但在《内经》的其他条文里可以看到。渎就是水沟的意思。三焦是中医里颇具争议的一个概念，有人说三焦是有形的，有人则认为是无形的。在这儿讲到了"三焦者，是孤之腑也"。孤是很大的意思，包括了上、中、下三焦。焦是火的意思，古书上"焦"字的旁边加了一个"火"。三焦的作用是把饮食进去的水分，通过火热运化，把有用的吸收了，把没用的排出了，这个过程，中医归纳为"上焦如雾，中焦如沤，下焦如渎"。上焦如雾是形容水液进去以后有一种蒸发的作用，像雾露一样；中焦如沤，实际上是水液和食物混合的一种状态；下焦如渎，就是要排泄出来。所以，水液的代谢和上、中、下三焦是密切相关的。

心包络，在中医里面也是一个很特殊的概念，前面讲到"膻中者，臣使之官，喜乐出焉"，膻中就是指心包络。还有涉及一个命门的概念，《内经》里没有涉及，《难经》里出现了这个概念。命门和心包络的概念是非常接近的。命门、包络、三焦这几个概念，在中医界也是众说纷纭。我认为，包络和命门同物而异名也。在中医古籍中，包络和命门所叙述的主要内容是一致的。包络为体，是在身体里面的，属于阳热；而三焦为用，三焦的主要作用是把吃进的水谷精微，化生成对人体有用的物质，以及将废物排出体外的整个过程。所以上焦与心肺相关，中焦与脾胃相关，下焦与肝肾相关。

那么如何理解心包络、三焦和心之间的关系呢？这是中医界一直悬而未解的问题。《内经》里有一句话叫"君火以明，相火以位"，心是什么呢？心是阳中之太阳，属于离卦，就像太阳一样，《内经》讲："阳气者，若天与日，失其所则折寿而不彰。"如果君火不明的话，就像天空没有太阳，没有白天，全部都是黑夜了。相对于人来讲，"君火以明"指的是心的作用，它的作用是给人以生命、给人以光明、给人以阳气，它是阳气之主，但是"明"并不等于热。大家都知道，早晨的太阳并不热，晚上的太阳也不怎么热，只有中间这一段太阳是比较热的。"相火以位"该怎么理解呢？根据一个人不同的年龄阶段来划分，小孩的身体处在一个比较弱的状态，老人又处在弱的状态，男子从 16 岁开始到 56 岁，女子从 14 岁到 49 岁，这是一个人生命最旺盛的阶段，也正是相火最旺盛的一段时期。如果把人放在自然界中，那这一段就像一天里早上 9 点钟到下午四五点钟的这段时间，天气很热，都有太阳。9 点之前可以比喻为小孩阶段，5 点钟之后就是老人阶段，他们都活着，但是热量偏少，相火不够，这就是《内经》里讲的"君火以明，相火以位"。

心包络这个概念在后面讲到脉象的时候就更清楚了。前面跟大家说过先天八卦，即乾、兑、离、震、巽、坎、艮、坤。乾、坤作为督脉和任脉的话，督脉统领一身之阳气，任脉统领一身之阴气；那么震卦表示手太阴肺经和手阳明大肠经，离卦是手少阴心经和手太阳小肠经，巽卦是足厥阴肝经和足少阳胆经，坎卦代表足少阴肾经和足太阳膀胱经，艮卦是足太阴脾经和足阳明胃经，它们都是两两相对的。那么剩下的兑卦对应的是什么呢？是手厥阴心包经和手少阳三焦经。从卦象上看，兑卦，阳在下，阴在上，厥阴心包代心受邪。如果说少阴心是指太阳的话，那厥阴心包主要就是太阳底下的能量、热能，而少阳三焦经运化水湿、储存水谷的作用就是"如雾""如渎""如沤"的作用，是厥阴心包的这种阳热一起参与所起的作用，厥阴心包为里，少阳三焦为表。

六、烂熟于心，方能灵活应用

讲到这儿的时候，希望大家能体会《内经》这本书不是出自一时一人之手，它可以说是研究中医的各个学派在总结和整理中医理论时形成的一本论文集。可能这里是这样描述，那里又是另外一种描述，有的说脾是谏议之官，有的则说脾是仓廪之官，就是因为这本书不是一人一时之作。如果《内经》也像我们今天写书、做文章似的，起承转合全是一个风格的话，那它的作用也就不会这么大了。所以对中医的很多概念，不仅要记住，而且要很好地去悟，只有反反复复地琢磨，才会悟出很多中医真正的道理。

　　比如我们常用的六味地黄丸，它的来历很多人根本不知道。其实六味地黄丸是宋代的儿科名医钱乙把崔氏八味丸里的附子和肉桂去掉而成的。他治小儿疾病，为什么要去掉附子和肉桂呢？因为小孩是纯阳之体，处在我们刚才说的相火外边的这一段，是一种稚阴与稚阳的状态。稚阴稚阳就是很弱的阴，很弱的阳，说明阴和阳都是处在蓬勃生长的状态，还在不断地发展。对于这种自身有很强的、很旺盛的、向上发展的生命力，中医就把它称为纯阳之体，所以小孩多表现为"阳常有余，阴常不足"，因为他自身就有一个很强的往上升的力量。

　　本来人在正常状态下，阴阳二者是平衡的，所谓"阴平阳秘"。但如果"阳"一直处在很旺盛的状态时，它就反过来会影响阴分，必然会耗伤津液。小儿的感冒或外感病，常常从阳化热，而且一旦化热以后就会出现高热。由于小儿是纯阳之体，处在稚阴稚阳的状态，当这种阳热受到外邪影响的时候，很快就会化生出一种热邪，这种热邪就会损伤他的津液，津液挥发以后就会出现抽搐，表现为一种高热伤阴的现象。所以钱乙在治疗小儿疾病的时候，把滋补命门之火的附子和肉桂从崔氏八味丸里去掉了，只保留了熟地、山萸肉、山药、云苓、泽泻、丹皮。我们现在治小儿疾病的时候，要非常谨慎地使用附子和肉桂这样的热药，不要轻易去温补相火，这是很有道理的。

　　对于《灵枢·本输》这段关于脏腑相合的内容，秦老建议最好能熟记，并在临证中灵活运用，对某些疾病可以采用脏腑同时治疗而收效更快。这是秦老的经验之谈。希望大家能熟记，不要看见书就想起来了，放下书就忘了，而应在看到肺方面的疾病时马上想到大肠，看到心火时想到心开窍于舌，面对口舌糜烂时想到小肠。我治疗口舌糜烂或顽固性口腔溃疡的时候，经常会用甘草泻心汤加生地和石膏，这是胡希恕老师的经验。甘草泻心汤在《伤寒论》里是治疗痞证的，用于治疗胃肠功能弱了以后所造成的心下痞满、大便溏泻，《金匮要略》则用它来治狐惑症。胡希恕老师常常用它治疗反复发作的口腔溃疡，如果热在气分合并口渴口干的时候加石膏，口不干不渴的时候加生地。以我自己的经验来看，凡是年轻人出现的口腔溃疡，都要从调整小肠入手。我们看医案时，发现治口腔溃疡，有人会用六味地黄丸，也有人用导赤散，或者梅花点舌丹，但真正对于反复发作的口腔溃疡，甘草泻心汤的效果非常好。对于偶尔出现的口腔溃疡，或者当时有点心火，舌头破了，用点导赤散会有效；但如果是反复发作的，一个月一次，两个月一次的，那恐怕就不是心火的问题了，就得求其本了，"病在上下者，治其中"，得从中焦上去考虑。

胃肠道功能弱了以后，会出现心下痞满、腹胀。摁上去是软的，不是很疼，但有点不舒服的感觉，上面可出现吐，下面可出现泻，甚至也可以出现不大便。因为脾的升清降浊功能失常以后，气机在中焦停滞了，郁滞的时间长了就化热，化热以后，邪气总要有出路，如果连续腹泻的话，那口腔肯定不会有溃疡。但如果邪气从下面泻不下去，那过两天口腔溃疡就出来了。甘草泻心汤本来是用于治疗下利无度，或由于水谷不分所造成的完谷不化，但如果这种大便不利，使热排不出来，而以口腔溃疡为主要临床表现的，就可以用。因为这种口腔溃疡主要的病机是脾虚，脾胃为仓廪之官，脾气亏虚，进去的东西在脾胃不能充分地运化，清者不升，浊者不降，郁滞中焦，郁久化热，出现两种出路：一种是出现腹泻，将邪气排泄出去；另一种就是造成口腔溃疡，也是一种邪气找出路的方法。经常发现口腔溃疡不治就好了，但过两天它又来了。中医认为，对这类疾病的治疗只有把脾胃功能调整好了，才可以彻底治愈。

古人说："人之所病，病疾多；医之所病，病道少。"世界上的所有疾病从中医理论来分析，都是有原因的，但如果你不能灵活地、全面地去掌握中医理论，不能很好地运用这些理论去解决问题，那这个道自然就会越来越少。所以秦老建议大家最好熟记这段条文，在临床遇见用常规方法解决不了或者解决不理想的时候，就要想到它和其他相关脏腑之间的联系，这样的话临床思路就会开阔很多，就不会头疼医头，脚疼医脚了。把它们之间的相互关系搞清楚了，才会明白加这味药或减这味药的道理在什么地方。

第十四讲　生化之宇，天人应象

一、取类比象是中医认识人体与自然的常用方法

下面我们接着看《素问·金匮真言论》和《素问·阴阳应象大论》中的两段话。人和自然是一个统一的整体，人身一小天地也。人的五脏六腑和自然界有着密切的联系，中医采取了取类比象的方法，在这两段文字里反映的非常突出。

第一段文字节选自《素问·金匮真言论》："东方青色，入通于肝，开窍于目，藏精于肝；其病发惊骇，其味酸，其类草木，其畜鸡，其谷麦，其应四时，上为岁星，是以春气在头也；其音角，其数八，是以知病之在筋也，其臭臊。"这段主要讲的是肝和自然界的关系，包括东方、青色、眼睛、筋、味道、自然界的草木、家禽里的鸡、食物中的麦、四时、岁星等，甚至声音中的角。秦老没有对这段话做更多的解释，但他用了一种比较的方法去进行归纳，做了一个归纳的图，把这些相互之间的关系进行了描述，但没有把"其数八、其数七、其数六、其数五"归纳进去，基本上是把自然界的方位、季节、气候、星宿、品类、动物、植物、嗅、味、色、音都归纳进去了，并且对人体的内脏、七窍、室、身、形体、病所、病态也做了归纳。前面讲的是脏腑相合的问题，这儿讲了五脏和自然界的关系。这段话里突出的是中医学中象和数的关系，象就是外在的现象，比如西方、金色、白色、稻、黍等，以及外在的这种现象和数之间有什么样的密切联系。

这段文字应该很好地熟记，要真正地理解了，那么看病的时候方法就多了。平时看到了某个东西，就得有联想。比如说"脾胃，其畜牛"，吃牛肉可以补脾胃，脾胃弱的人要多吃点牛肉。我们应该在熟读的基础上，再去看秦老后面的总

结。有人说望闻问切里边要有闻，闻就是听，要听这个人发出了什么样的声音（角、徵、宫、商、羽），就知道这个病应该在哪个脏腑。

这里讲到了东方、西方、南方、北方和中土，实际上和肝、心、脾、肺、肾是对应的；也讲到了其数五六七八九，如果要研究五六七八九，恐怕就得看看河图和洛书了。这个河图呢，天一生水，地六成之；地二生火，天七成之；天三生木，地八成之；地四生金，天九成之。这是北，这是南，这是中，这是西，这是东；这个圈呢，凡是单数的圈都是白的，凡是双数的圈都是黑的，二四六八十的圈都是黑的，一三五七九的圈都是白的，这个图就是河图洛书里面的图，大家可以简单地了解一下。

二、气象变化对疾病的影响

咱接着讲，这段文字在介绍方位的时候提到了"东方青色……其应四时，上为岁星""南方赤色……其应四时，上为荧惑星""中央黄色……其应四时，上为镇星""西方白色……其应四时，上为太白星""北方黑色……其应四时，上为辰星"。这提示我们在学习中医的过程中，要注意去观察气候的变化。建议大家看一看每天的天气预报，看看全国的天气是处在什么状态；然后再去看看五运六气上所说的今年是什么年，当下处于什么样的季节，它的平均气温应该是什么样的；然后再看今年的这种气候和五运六气所记载的是不是一致。这些都希望大家能经常看一看，多点了解，一个好的中医大夫应该是上知天文、下知地理、中懂人事。其实中医与天文的关系是非常密切的，中医五运六气学说是用天干和地支代表地球和各个星球之间的有机联系，这种联系直接反映在地球上，就会出现气候异常或生物的异常。

仔细阅读《内经知要》的藏象部分，会发现李中梓是独具匠心的。他在后面引用了《素问·五运行大论》的一段话："病之生变何如？岐伯曰：气相得则微，不相得则甚。帝曰：主岁何如？岐伯曰：气有余，则制己所胜而侮所不胜；其不及，则己所不胜，侮而乘之；己所胜，轻而侮之，侮反受邪，侮而受邪，寡于畏也。"这段话讲的就是刚才说的那个意思，当自然界的气候出现比较大变化的时候，人也会受到影响，脏腑会出现相应的改变。

比如今年（2000年）是庚辰年，患有肝病的人就得留点神。因为今年是金运太过，本来肝病患者大都属于肝气不足，如果正好经历今年这种金运太过的气候，恐怕肝病的发病率和死亡率就要比平常年多了。作为中医大夫，今年遇见肝病的患者就要防止这种过重的杀戾之气对肝脏的影响，并且在治肝病的时候不要过用攻伐的药物，因为肝是体阴而用阳的，本身是藏血的，它的作用是主疏泄，在这种情况下，平时常用的川楝子、延胡索、香附等具有疏肝理气作用的药物就要少用。由于这些药物偏辛燥，容易耗伤肝阴，在今年这种金气非常重的情况下，要注意养肝体，不能过多使用。金克木，金气过旺的话，肝木就不适合过度升发，并且如果一个劲地去疏泄它，就会损伤肝脏自身。所以今年很多肝病的患者，我都给他们用一贯煎，或者是黄芪加上四物汤来调养它的本体。

要想成为一名好的中医大夫，一定要对人类赖以生存的这个环境和条件有深刻的认识，治病的时候才能更容易切中病机。比如我发现今年患有皮肤病的患者，出现热毒的时候，如果不用发散药，单纯用凉血活血解毒药，效果并不好。前两天我接诊了一个顽固性荨麻疹的患者，他每天早上5点多钟开始浑身起疱、瘙痒，满身都挠遍了，白天好一点，到第二天早上又开始加重。凌晨3~5点是肺气旺的时候，但还不能把体内的邪气推到体表散发出来。我用的是麻黄桂枝各半汤，剂量很小，3剂，吃了以后马上就好了。这个患者体内邪气已经郁积到肌表发不出来的时候，你就得给邪气以出路，让邪气从这儿出来，如果这时候你用清热利湿解毒的药让它从小便排出去的话，那岂不是舍近求远了？所以中医大夫能做到入细入微的话，可能治疗的手段比别人多一些，治疗的效果就比别人好一些。

三、人体是一个有机的整体

下面这段文字和前面那段文字的基本含义是一样的，也是从人和自然的相互关系来认识藏象的。这段文字节选自《阴阳应象大论》："东方生风，风生木，木生酸，酸生肝，肝生筋，筋生心，肝主目。"下面有一段话和后面的几段文字不一致，是统领五脏的："其在天为玄，在人为道，在地为化。化生五味，道生智，玄生神。"这一段话，我在后面将和第六段的"天之在我者德也，地之在我者气也"一起去讲。下面接着讲："神在天为风，在地为木，在体为筋，在脏为肝，在色为苍，在变动为握，在窍为目，在味为酸，在志为怒。怒伤肝，悲胜怒；风伤筋，燥胜风；酸伤筋，辛胜酸。"如果你感兴趣的话，把它们排列一下，就可以看到肝、心、脾、肺、肾五脏和自然界的关系，和人的生活是息息相关的；和人的体表、动植物、饮食物以及甘、苦、酸、辛、咸五味都是密切相关的。你只有把这段话读懂以后再去用中药，才会知道为什么治肝病的时候常常要用山萸肉、草果仁、吴茱萸这一类药物，或者要用白芍等酸性的药物，这些药物和肝之间有什么密切的联系。

作为中医大夫，要善于"司内揣外"。比如有人的指甲变形了，右手整个指甲都卷起来，病在肝。因为肝主筋，甲为筋之余，就是筋多余的那部分表现在指甲上，所以从指甲的好与坏就可以看出这个人肝脏的情况。中医说"有诸内，必形诸外"，如果除去指甲变形以外，整个手都是裂的、脱皮的话，又应该怎么去考虑呢？看见燥的时候得想到湿，虽然手这个地方看似很干燥，但有干的地方就一定另外有水液停聚的地方，所以不能简单地说一看见燥就养阴润燥，有时候得从湿的方面去考虑，因为很可能是水湿停聚所造成的燥。治疗时，只需将湿的状态调整以后，干燥的情况也就好了。读这一段藏象文字的时候，一定要把藏象与其他的事物有机地联系起来，慢慢养成用中医的思维去解决临床问题。

讲到这儿呢，我就想到了干祖望老师讲过的一句话。当时我跟这位88岁的老先生聊天，我问他怎么样可以长寿，他说长寿有八字诀："龟欲、童心、蚁食、猴行。"龟欲，就是像乌龟那样的欲望，不要今天想这个，明天想那个，让心处于非常平静的状态；童心嘛，就是情志上保持像孩子一样高兴的心；蚁食，是像蚂蚁一样吃东西，什么都吃，每次都吃不多；猴行，是像猴子一样地蹦来蹦去，老在运动，使自己处于流水不腐、户枢不蠹的状态。干老先生是咱们国家著名的中医耳鼻喉科专家，虽然将近 90 岁，但精力旺盛，他所践行的这八个字，我觉得很有道理。这些老先生不只是用中医的思想给别人治病，而且也用中医的思想来养生及修行，所以老中医长寿者多。如果你作为一名中医大夫，不能把自己调养好，那你怎么给别人治病呢？

　　这两段文字希望大家都能够熟读，要是记不住的话，可以把每一个脏器都写下来对比着看，肝、心、脾、肺、肾是怎么样一回事，就会发现中医这种比象取类的方法是非常科学的一种方法。也希望大家在读这段文字的时候，能够确实体会到"人和自然界是一个统一的整体"。"人生一小天地"绝对不是一句空话，在遇见各种不同疾病的外在表现时，能够观其象，知其数，通过外在的表现去推断体内的病理变化。

四、脾、肾与气血

　　刚才有同学提到了献血的问题。按照西医的观点，红细胞在体内经过 120 天就再生了，所以献血是没事的。但从中医角度看，血来源于脾胃，脾胃为气血生化之源，所以如果脾胃很差的同学，不管有没有肝炎，我都劝你不要献血。因为脾胃运化能力好的话，献完血以后，过两天血就长起来了。但如果你的脾胃本来就虚弱，献血以后一时半会儿补不上来，就会出现血虚，血虚会导致了脾胃功能更弱，所以建议在调理好脾胃功能后再去献血。肾精不足者也暂时不要献血，因为肾是藏精的，精血同源，所以肾精与精血是相互化生的，肾能协助完成精和血之间的相互转化。临床上看到有些献血者出现腰酸或脚后跟疼，那就是肾气虚了。

如果肾气偏弱或脾气偏虚的同学在献完血以后，可以用当归补血汤（黄芪30g，当归6g）炖鸡喝汤，尤其是用乌鸡炖。当归补血汤是李东垣的方子，主要作用是益气生血。黄芪有很强的补益中气、肺气的作用，既入肺经又入脾经，在大量补气的基础上，少佐补血，气生则血生。其实这个献血和女同志生小孩或崩漏时有类似的地方，就是一下失血量太大了，有形之血不能速生，无形之气却要急固，这时候一定要在益气的基础上来补血，而不能用过于滋腻的药，否则会有问题。

第十五讲　运气学说与藏象

一、从庚辰年运气特点谈起

这两天北京的风是够大的，而且今年春天好像沙尘暴也已经有几回了，有同学说老师您分析一下是怎么回事。我虽不是搞天文的，也不是搞气象的，但从五运六气的角度，对今年的气候还是有所了解的。

今年是庚辰年（2000 年），是五运六气中的金运太过的一年。金运太过就是指今年的气候都是以金气为主，金在五行中是一种肃降和杀戾之气，不是升发之气。在金运太过的一年里，金气皆旺，春天所带来的是金气克木，金气太旺，木气就不足了。不但是它克的木气不足，而且是克它的火气也相对弱了。1 月 21日到 3 月 21 日应该是初之气，初之气的主气就是春天的厥阴风木，客气是少阳相火，本来是主气克客气的，但按五行理论是木生火，所以今年整个春季应该是以热为主，因为主气是木，客气是火，木可以生火。可从 1 月 21 日到 3 月 21 日这 60 天全国的气温却是相对很低的。为什么呢？因为金气旺盛，金又克木，木气得不到足够的升发；由于金气旺盛，原来克它的火气也克不到，这样被过旺的金气所制约，所以今年的春天大家感到特别冷。那么和这个风沙有什么关系呢？金气太旺，木气就不足，木本来克土的，木气不足，土气亢盛，所以今年春季出现几次大的沙尘暴，下的尽是沙土了。我们能从这里看到什么关系呢？从自然的生态角度来看，过了 1 月 21 日大寒后，春气就来复了。有这样一句话，叫"冬至一阳生"，冬至一过，阳气开始升啦。冬至是 12 月 21~22 日，过了 30 天就是1 月 21~22 日了，阳气已经升发起来了，但因为今年的金气很旺，木气升发不出来，所以外面的草也长得慢，树木发芽也慢。春天本来是风木的季节，中医五运六气学说有太过，就一定有一种乘我和我制的东西，这在运气学中称胜复，现在带着土的大风，实质上就是对金气的一种"复"。对中医五运六气有兴趣的同志，可以对这个问题进行更深入的探讨，这里就不再进行更多的解释了。

最近我在读一部书稿，作者是刚去世不久的和我岁数差不多的李阳波老师。他研究中国传统文化使用了还原法，只有把自己倒推到古人那个历史时代去研究中国的古代文化，才可能对中国传统文化有所理解，而不是用我们今天的认知方法去轻易地否定它们。古人所说的东西，很多时候揭示的是一种概率。金元医家朱丹溪说过，学习中医的层次是先从人入手，再去研究天，如果人都弄不明白，一下子就弄到天去了，那就变成了仙。这样的话，整个人就会陷入一种困境。

学习中医应该从人入手，真正认识天人之间的关系，从对人的领悟中进一步认识天和地，这样会更好一点。初学中医的同志，还是从《内经》《伤寒论》《金匮要略》《难经》入手，不断地学习，然后在临床的过程中逐渐去体会，去思考为什么在不同的年份里会有那么多不同的疾病，今年的什么病发病率最高，明年什么病发病率最高，认真细心地去总结，会发现古人没有说大话。另外，我们今天所看到的东西，跟古人界定下来的东西，有时间上的距离，更主要的是我们认知的范围和古人相比太窄了，古人说的范围太宽了，造成了认识上的不对称。

二、藏象实为应天之象

前面已经讲了李中梓先生选的"藏象"部分的五段文字，希望大家认认真真地去读，中医不叫脏腑而叫藏象，就是强调人与自然间相互统一的关系。针对这个问题，秦老在《内经知要浅解》后面列了一个表，这个表反映了人与自然是一种有机的整体。中医说人与自然是一个统一体，人身一小天地也，这些关系通过这个表可以看得比较清楚。再看一下现在的中医基础理论教材，尽管还叫藏象，但更多的只是讲诸如心主血脉、心主神明这一类内容。我觉得现在讲的藏象学说简单化了，所以要想真正做一个好中医，真正领悟中医的思想，上面两节内容一定要反复地去读和悟，因为它非常形象地介绍了五脏六腑与自然界之间的联系。

昨天有个患者过来找我复诊，她是北大医院的老师，工程院院士，67岁。一个月前找我看病，头老摇晃，她家里都是学西医的，西医没治好她摇头的病，我让她连续吃乌鸡白凤丸加三七粉。昨天复诊的时候，她说头已经不太摇晃了。其实药方很简单，但却能治疗这个摇头病，为什么呢？中医说"诸风掉眩，皆属于肝"，老太太肝阴不足，造成肝风内动，并在春天发病。春天是升发之际，如果本身肝阴不足，加上升发之力也不足，头摇得就更厉害。用乌鸡白凤丸的目的在哪里呢？它是通过养血平肝来解决她的问题。西医学认为摇头和神经系统有关系，但如果不按中医的理论去理解这个问题，没看到这种摇晃的感觉和风的关系，看不到和肝的关系，恐怕中医治疗就很难入手了。其实这些内容都在前面讲的那二节里，也在秦老列的图表里。这两段文字充分体现了中医藏象学说是建立在天人合一、天人同构的思想基础上，应该在熟读的过程中不断领悟，只有在看到任何一个症状时都能自然地和当时的气候、生长环境、性别、年龄等有机结合，才能对中医理论有更深的理解。

三、在天为玄，在人为道，在地为化

接着讲《阴阳应象大论》中的"其在天为玄，在人为道，在地为化，化生五味，道生智，玄生神"。这段话是插在描述肝脏内容的中间，从文笔上看，与后面描述其他四脏的内容不一致，故有很多老师认为可能是古人做批语加上去的，或者是竹简排列错了。其实不然，这段话不但是对肝而言，而且对后面的五脏有统领作用，因为下面要讲五脏与天、地、人的关系，需先做一个交代。

"在天为玄"，"玄"是什么呢？按照《说文解字》的解释，玄者，幽远也。而幽是黯的意思，远是渺茫的意思，也就是很深远。黑而赤色者为玄，就是说不是单纯的黑，单纯的黑不叫玄。中国文化很有意思，它说天之色为玄，有人认为玄就是黑，但其实黑和玄并不能完全画等号。玄有黑的一层意思，但只有黑中带赤才能叫玄。黑主水，赤主火，也就是阴中有阳才能叫玄。这说明什么呢？地球大气层外感觉是冷的，这就和黑有关，但必须有太阳才能叫天，赤就是阳的意思，所以天就是阴中有阳、阳中有阴的概念。大家都知道"天为阳，地为阴"，但地心是热的，所以不要把地都看作阴，它是阴中有阳。中医学是运用阴阳五行的象数理论，来研究人体生命运动、人与自然关系的一门学科。我觉得在每个具体的概念中都要体现这个观点，在认识中医的每一个概念时，只有仔仔细细从这个角度加以体会，才能真正悟到中医学的真谛。比如临床看病的时候，看到燥就要想到湿，看到湿一定要想到燥，一个地方涝了一定有一个地方旱，一个地方旱了一定有个地方涝。治病时也一样，不要觉得看到燥时就只是燥，看到湿时就只有湿，不注意两者之间的相互平衡，否则你就会"摁下了葫芦起了瓢"，只是单纯去治燥，燥还没治好，湿就又起来了。

在理解中医概念的时候，需要加深这方面的认识。这几句话的本体其实是在讲气。在中国传统文化里，"气"是一个很重要的概念，而在道家理论中则更加重视"气"。在以老子为首的道家文化里，气不是漫无边际的，气聚则成形，气聚者生，气散者亡，整个宇宙（包括天、地、人）都是气在不同运动状态下的产物。气在哪里？气"在天为玄，在人为道，在地为化"。气是构成天、地、人的精微物质，中国传统文化把这种精微物质叫"气"。道家的气是这个"炁"，自然界的气是这个"气"，而人身体内水谷精气的气是这个"氣"。这三个"气"同音，说明它同源，但是道家的"炁"讲的是"道生一，一生二，二生三，三生万物"，是从无到有，没有看不到的物质，只有运动的物质，这就是道家的"炁"。

自然界的"气"是指什么？指的是天地之气，就是你站在山坡上看见山底下升起的氤氲之"气"的那种感觉。而《内经》中所说的"气"大部分是这个"氣"，是指人吃进去的水谷化作的精微之气。而道家指的"炁"基本不用，这个"氣"就演化为这个"气"。如果用现在这种简化文字读古人的很多书，会越读越糊涂。

如果想研究古人的文字或思想，就得回到这三个字的本源去研究。因为我们主要是从事中医学的，中医学在文字这方面涉及的不太多，现在很多从事文字学研究的都提出这么一个观点：文字是中国文化的载体！中国的文字是象形文字，中国人研究问题离不开象，这个象形文字的"象"不是凭空产生的，它是在形的基础上产生的，它高于形，古人把这种高于形的东西糅合起来就变成了文字，这是中国文字的发展过程。在世界古代史中，人类远古时期的很多民族都有类似的象形文字，或者不叫象形，叫图画更准确一些，而中国文字是我所见到的文字中唯一从形取象、从象到文字这么一个过程的文字。中国文字常常在形、声、义这三方面密切相关，可以从形寻其义，这是清代研究文字学的学者多次反复强调的。但现在把文字简化以后，这个"形"没了，原始的"形"和"象"被省略了，没法"寻其义"了，声音也就变成了单纯的读音，就像英文、俄文，把单纯的 26 个字母加音标就可以拼出任何字的读音了，这就失去了中国文字形、声、义的本源，所以学术界很多人提出孩子是不是应该多学点繁体字？

　　白话文是"五四运动"的产物，但其实很多"五四运动"白话文的倡导人，他们都有很深的中国文字功底，包括鲁迅先生，如果他没有很深的文字功底的话，他的杂文也不会写得那么犀利，那么简练。现在的文学让人看不懂啦，很多文字写成的文章让人记不住主角，流行歌曲唱的词很多时候不知道唱的是什么，因为从中找不到中国语言的关系，只是在那哼哼哈哈的。中国文化能保留到现在数千年而不衰，这一点就已经证明了它是一个非常伟大的文化，中国文字更是有其深厚的内涵，而西学东渐的结果，弄得好像 ABCD 就是比中国文字好，传统文化中的甲、乙、丙、丁、子、丑、寅、卯就是糟粕。我觉得这种认知，恐怕只能存在于历史的某个阶段，因为现在外国学者研究中国文化的热情比咱们中国的学者还高，咱们是身在福中不知福啊，天天在传统文化堆里但找不到感觉，非得天天念叨着去外国找感觉。就像现在讲到的"气"，传统文化里的这些不同"气"都应该在特定的语境中保留着，因为形者生义。我们研究中医学，不仅要学好中医学，还应该对中国古代文字有一定的了解。岳美中老师认为，凡是在中医上有所造诣的真正大家，都会告诉你学中医要走从悟到医的道路，然后从医再去悟道，这个过程说明你对中国文化载体有了较深的理解，对中国古代文字有了较深的理解，对从先秦到两汉历代著作如《内经》才可能有更深的理解。

再回到"其在天为玄，在人为道，在地为化"。这句话讲了三个问题："在人为道"，道是什么呢？在中医学里，道是规律的代名词。今天涉及的问题是形和神的关系问题，这是一个在学习中容易被忽略的问题。道者是生天、生人、生物者，道作为气这种无形的物质在运行演变过程里形成了天、地、人，这也是老子说的"道生一，一生二，二生三"，二是天地的话，三就是人啦。人的产生是运气的协同，这个运气是什么呢？天气和地气交泰就形成了运气，而运气是产生人的基础。道是一种自然规律，为什么"在人为道"？因为人的伟大在于认识天、地、人的基本规律。其实道本身是一种客观的存在，不论你认识它或不认识它，它就是自然界里的原定产物，人是自然界里最伟大的生物，能够认识天地万物的规律，所以提出了"在人为道"。

"在地为化"，化是变化和产生。中医认为，"天食人以五气，地食人以五味"，自然界所有生物，大自然给予的是寒、热、温、凉、平五气，大地给予的是甘、苦、酸、辛、咸五味。从传统文化角度来看，中药药性讲的是四气五味，四气实质是五气，是寒热温凉平，运气有太过、不及和平气，平气讲的是相对平衡的状态。所有的中药，现代药理学会认为它含有什么样的成分，而传统的中药学从《神农本草经》到清末的本草，就只讲了寒热温凉平和甘苦酸辛咸，这是天气和地气运行的结果，天气给自然界的药物赋予了寒热温凉平的性质，而地气给万物赋予的是甘苦酸辛咸。"在地为化"，甘苦酸辛咸就是地气化生出来的。

后面的这几句话是和前面的话相对应的，它说"化生五味，道生智，玄生神"，由于"在地为化"，地气在自然界的反应规律是什么呢？它反映了甘、苦、酸、辛、咸的不同味道，自然界所有生物包括动物和植物都离不开这个性质。

"道生智"，道是什么？在人为道，道是人对天地自然规律的认识，那么认识了这种规律以后，智又是什么呢？智是思维，所以后面紧跟着讲，化可以化生五味，道可以生智，玄可以生神。

"玄生神"，中医讲"阴阳不测谓之神"。刚看到这句话的时候可能会很迷茫，其实太阳从东方升起来，又从西方落下，地球不断地日夜更替，到底是一种什么力量让它这样运动呢？凡是在中国古代文化里无法用现有的认知去解释的东西，古人就把它叫"神"，中国文化里我还没发现像西方文化里所说的类似上帝主宰一切的东西，没有一个具体什么东西是神。

中华民族是一个伟大的民族，古人只研究六合以内的事，六合以外的事不研究。六合就是东、南、西、北、上、下，在这个范围内的事，我们的祖先进行了深入的研究。如果在这个范围内的事还不能用一个更加科学的东西解释时，古人给它起了个名字叫神，"玄生神"，玄是天的代表，这些规律和天的运行变化有密切联系。所以只有理解了这个观点，才能够理解我们古人为什么这么重四时，重阴阳，阴历和阳历为什么能有机结合在一起，而不是以上帝生的那一天定为公元1年。

四、干支纪年是时间与空间概念的结合体

我们的祖先早在商周以前就开始使用干支纪年。干代表天，支代表地，用干支纪年实际上反映了和地球最近的太阳和月亮对地球的影响和变化。干支纪年不仅是一个时间的概念，也是时间和空间概念的结合体。大家都知道月亮决定地球上的潮汐，太阳决定一年四季的气候变化。在世界的历法里，只有中国的历法是把太阳和月亮合在一块来计算的，所以我们每年24个节气的日期都相对固定，如清明总是在4月的4日、5日或6日，不会跑到8日、9日，也不会跑到1日、2日，因为二十四节气总是跟着太阳运动来的；而阴历的月份是根据月亮来的，月亮一圆一缺记录为一个月，月亮圆缺和太阳运动之间有差距，所以中国阴历的

闰年就显得特别多，每 19 年就有 7 次闰年，由于这种纪年和干支纪年有一个时差，真正用干支纪年所反映的是太阳的规律，所以在命理学研究上，年份通常用干支来计算，计算月份则通常按照太阳历的二十四节气，在哪个节气之间就算哪个月。

第十六讲　藏象学说的临床应用

一、中医的"观其象"不是玄学

在古代经、史、子、集的子学研究中，提到了医、卜、星、象，我们读中医书时经常看到它们并提。目前大家唯一能承认的是医，什么星、象、卜呀，大都认为是迷信。中国文化博大精深，古籍是按照经、史、子、集去进行分类的。经就是经书，独尊儒术后，所有的儒家书都是经书，如大家熟知的"十三经"就是儒家的著作。史，从司马迁的传代史到宋代的编年史，都是记载文化的内容；子，子部的内容非常繁杂，它既有先秦如老子、荀子、庄子、韩非子等诸子百家的文字，又有古人研究自然科学的《天工开物》等，这一类内容全都放在子部里；集呢，是指文学，如诗、词、杂文、散文等都放在集部。此外，子部里还涉及医、卜、星、象等方面的学问，它们所使用的方法一直都没有离开《周易》、太极、河图、洛书、阴阳和五行。

古人在研究自然科学的过程中，先是研究整个天体的运动变化，然后再进一步研究"象"。这个"象"，大家可能叫形象、面相，其实形和象，形是本体，象是在形的基础上衍生出来的东西，比如看面相。我觉得"象"在中医的认知过程中是非常重要的，中医的望、闻、问、切也叫看相，这人脸红还是脸白，这是望诊的重要内容之一。这种脸红、脸白反映了人体内的变化，这种变化一定是通过"象"反映出来的，所以讲藏象。讲到后面诊断的时候，会看到各种不同的面相，反映出身体的不同状态。这从理论上讲好像很复杂，其实更多的是给大夫一个更直观的感觉，患者一进来，你作为中医大夫就能看到，这个人怎么面红耳赤？怎么那么冷？那你就得想一想，这个人是不是发烧了？你压根儿就没拿体温计去量，你判断的依据就是看的"象"。

汉代大学者董仲舒，把这种自然的"象"，引申到了社会学上，根据长相来算这个人能发财，那个人得当小偷，使得面相这个问题更加扑朔迷离了。人是天地的产物，每个人如果从他的生、长、壮、老、死的整个过程来看，用传统文化中的《周易》、河图洛书或阴阳五行等所揭示的这种规律都是最直观的，也是最真实的。用这种思想来研究人体，在《内经》以及后世的中医著作里却是实实在在的。

对于"玄生神"还可以从人的运气禀赋的角度去理解。当你从母亲肚子里生下的时候，你生在哪个月份？生在春天还是生在秋天？生在不同的月份，你一出生肯定就会受到地球、太阳、月亮之间的这么一个场的影响，而这种影响就决定了你可能一生下来的时候，就如同煤气罐一样，哪些阀门开的大一点，哪些阀门开得小一点，这个在长期的临床中也被证实了。国外已经有不少学者在研究这个问题，发现生在冬天的人和生在春天的人寿命是不一样的，在国内依然把它当一种玄学去理解，但其实我们的祖先在《内经》中所记载的 25 种人的划分，正是这方面的内容。

二、天之在我者德也，地之在我者气也

"天之在我者德也，地之在我者气也，德流气薄而生者也。故生之来谓之精，两精相搏谓之神，随神往来者谓之魂，并精而出入者谓之魄，所以任物者谓之心。"下面接着说："心有所忆谓之意，意之所存谓之志，因志而存变谓之思，因思而远慕谓之虑，因虑而触物谓之智。"《中医基础理论》课程里在讲藏象理论的时候，这段文字几乎不怎么讲，只是偶尔会提到，主要是讲心有什么功能，肝有什么功能，胆有什么功能，都不讲胆为"中正之官"了，只是讲胆是分泌胆汁的。中医学的藏象并不是一个单纯的生理学概念，而是生理学和病理学相结合的，现在的《中医基础理论》所讲的藏象学说已经把中医文化中的很多东西都自觉不自

觉地删掉了。前面讲了天和人之间的关系，这段话讲的是五脏和情志的关系，就是形和神、藏象与神的关系。

"天之在我者德也。"中国传统文化挺有意思的，一个东西翻过来这么讲，倒过去那么讲，前面刚讲了"道"，现在再来讲"德"。按照中国哲学的观点，道是说明了一种基本的规律。那什么是德？大家注意这里有个"在我"，就是它在我身上的体现，天在我身上的体现是什么呢？"德也"。在先秦的思想里，道德的"德"，和得到的"得"是同音字，同音则同源，德者得也，得道为德。老子的《道德经》把道和德合在一块，道是讲规律的，你能够掌握这种规律，就是得道，即为德。我们现在常说的有没有德行是指什么呢？就是讲这个人认不认识道，能不能按照规律去办事。说一个人缺德，就是因为他没有按照规律去办事，打破了这种规律，妄为了；如果按照规律去办事，就是有德。现在有很多人对这个"德"的概念认识不清，已经很难从"德者得也""得道为德"这个角度去认识道和德的关系。

"得道为德"，德是道在具体事物中的体现，这是道与德的相互关系。"天之在我者德也"，就是天所给我的东西，天的这个运动规律在我身上的体现。人是天地的产物，在人的形成过程中，天给人的是什么呢？是一种规律，这种规律在人身上的体现就叫"德"。

"地之在我者气也"，地给我的东西是什么呢？"气也"。中国传统老百姓都爱住平房，平房上接天、下接地，那些住高阁的都是神仙，因为神仙都是纯阳，不用再接地气了，所以才钻进高阁。人得天地之气生，很多老人特别怕上楼，说一上楼就下不来了。其实道理很简单，因为人是天地的产物，上面得天之风、寒、暑、湿、燥、火之气，下面得地气。有人说现在有很多植物都只要长在营养液里，不用长在土里，那是不是以后人类也可以这么去产生？我觉得这个问题还有待于科学的进一步去探索。但从中国传统文化来看，天天都悬空在楼上，不落在地上，恐怕这个人也不会长寿。

"天之在我者德也，地之在我者气也"。这两句话的意思，就是人是天地的产物，这个地气的概念就是从中国传统文化中得来的。

"德流气薄而生者也"，这个"德流气薄"是什么意思呢？李中梓解释为："理赋于天者德也，形成于地者气也，天地絪缊，德下流而气上薄，人乃生焉。"就是讲人法天地而生，天不止给人以德，地不止给人以气，同时还给自然界一切生物的德与气，一切生物就是在这种天地的交泰中产生的。

三、生之来谓之精，两精相搏谓之神

接着说"故生之来谓之精"这句话。我的理解是，天地交泰，二五之妙。很多人不知道二五之妙是什么，二五之妙可以生人，可以生精，在河图洛书里，中间是五个圈，外边是另外的五个圈，即天五地五，齐全了。天一地四，天三地二，到天五地五的时候，就万物化生了。那这个"二五"是指的什么呢？《易经》里面说："天数五，地数五，五位相得而各有合。"一个五指的是地，一个五指的是天，就是当天地进入一种非常交合状态的时候，就会产生万物。这个精，我的理解是万物的养固与生俱来，"生之来谓之精"，万物是天地交泰的结果，天地交泰产生了生命，这种生命包括动物，包括植物，包括各种的生命。

"两精相搏谓之神"中的两精，是指阴和阳。自然界天地交泰产生的生命里存在这么一种精，有阴精和阳精的区别，类似所有的生物里有雌雄的区别。人有男人和女人的区别，一旦这种生命产生以后，就存在着阴精和阳精。相搏者，交媾也，就是阴精和阳精的结合，才会产生出神。这样讲似乎还很难理解。其实可以这么去理解，一个人的精、气、血都可以是一种阴精，这是有形的东西，而后面要讲到的神、魂和魄，这是无形的东西。对一个生命来说，可以看见有形的东西，都可以叫"阴精"，而无形的东西则叫"阳精"，这"两精相搏"，即只有两精的有机结合，才可以产生出神。临床上看到很多精神病患者，傻呵呵的有形没神，只有阴精没有阳神，那个神不可能反映出正常的精神活动。"两精相搏谓之

神"指的是一个人正常的状态。

中医常常提到气、精、神，道家也经常讲人的三宝是气、精、神。这个精指的是阴精，气指的是阳精，二者协调统一，就可以有神，所以中医说"得神者昌，失神者亡"。神实际上是精和气的有机结合，是它们正常运行的集中反应。因为这种也是变幻无常的，所以作为一个人来讲，有的人会觉得这两天特精神，天天不想睡觉，而那两天老犯困。实际上，这种神来源于精和气，当精和气处在一种很协调的时候，神就会处于非常旺盛的状态。在正常状态下，该睡就睡，该醒就醒。当这个阳有余而这个阴不足的时候，就一天 24 小时老不困；当这个阳不足而阴有余的时候，就会天天觉得疲乏，老也睡不醒。

《内经》所讲的理论是从天、地、人的角度去讲的，如果只从文字的角度去理解，会觉得每个概念研究起来都很费神。只有结合到临床和生活，上面这些最深的道理才会在最浅的地方显现出来。其实形与神，以及精、气、神的相互关系，就像一双筷子的关系一样。两根筷子合在一起的时候，哲学上叫"合二为一"；把一双筷子分开，就是一分为二，成了阴和阳两部分。可能有同学会有疑问，两根筷子都一样，怎么叫阴和阳啊？其实这双筷子在用的时候就必然体现出阴和阳的不同。两根筷子中，夹在下面不动的筷子是阴，而上面动的那根筷子就是阳。当这一根筷子不动而另一根筷子动的时候，也就是处于一阴一阳的这种状态的时候，它的神就体现出来了，它就能夹起东西来了。如果把两根筷子并排地攥在手上，没有分成阴和阳的时候，那就只是两根小木棍，是没用的。只有当这两根筷子一个变成了阳、另一个变成了阴的状态时，筷子的功用才能被体现出来。筷子的功用为什么被称为"神"呢？你拿它夹米粒也行，夹花生米也行，这就是"用"，就是"神气"，"神"就体现在它的用途上。如果两根筷子都在动则都是阳，或者两根都不动则都是阴，那都产生不了"神"，体现不出它的功用。所以《易经》说"神无方而易无体"，阴阳神妙变化没有一定的处所，易道也没有固定的形体，它没有具体的规定筷子只能夹米粒，不能夹韭菜。

　　秦老对这段文字没有做更深的发挥，只是随文演绎地讲了一点，我把秦老还没有讲明白的或者我觉得可以让大家更好地理解的内容，给大家多交代了几句。

四、随神往来者谓之魂，并精出入者谓之魄

　　讲完神以后，接着讲"随神往来者谓之魂，并精出入者谓之魄"。魂魄的概念，可能在座的一听到就会想起那些跳大神的。在过去很长一段时间内，对于魂魄的讨论实际上是个禁区，而在《内经》里却是作为一种非常重要的概念提出来的。

　　在讲魂和魄之前，先给大家引用一段薛生白的话。薛生白是清代很有名的一位学者，跟叶天士齐名。叶天士忙于诊务，没时间写东西，所以叶天士真正留下来的东西很少很少，大部分医案也都是后人给记录的。薛生白学问很高，临床也不错，尤其是在湿温辨证上有很多自己独到的学术观点。《内经知要》是李中梓编撰的，中国中医药出版社所出版的这本竖排本的《内经知要》则是薛生白点评的。他在晚年也对《内经》编撰了一本书，但他觉得编的不如李中梓的好，所以就在李中梓《内经知要》的基础上又做了点评。薛生白在谈到魂和魄的时候有一段话说的非常好："气行盛则魂魄盛，气形衰则魂魄衰。魂是魄之光焰，魄是魂之根柢。魄阴主藏受，故魄能记忆在内；魂阳主运用，故魂能动作发挥。二物本不相离，精聚则魄聚，气聚则魂聚，是为人物之体。至于精竭魄降，则气散魂游而无所知矣。"这段话对魂魄的解释有助于大家对魂魄与形体、精气关系的理解。古代中医对魂魄的理解和那些跳大神的理解不一样，中医学的魂和魄是有着很实在的内容。这段文字虽不像讲什么药治什么病那么具体，但只有对中医学的这些概念有一个准确的理解，才可能对中医学有更深刻的理解，才能把中医学和玄学以及现在所说的迷信之间的关系区分得更清楚一些。对这一段文字，秦老也只是轻轻地带过，谈的并不多。

　　薛生白的这段话，从气和形的角度讲了魂和魄的相互关系。精如果分给形的

话，那么精就归纳在形的源头里，所以首先就提出来"气行盛则魂魄盛，气形衰则魂魄衰"，人如果气形非常好，精神也非常好，其魂魄就很安定；相反，如果这两者衰了，那么魂魄也会衰。薛生白认为，魂和魄是根柢和光焰的关系，魂是魄之光焰，魄为魂之根柢。他说魄是属阴的，主藏受，所以魄能记忆在内；魂是属阳的，主运用，故魂能动作发挥。"二物本不相离"，两者关系是非常密切的。"精聚则魄聚，气聚则魂聚，是为人物之体"，这种形体魂魄的相互关系，相互协调就构成了人体。"至于精竭魄降"，是指精没了，那魄也就没了；如果气散了，那魂也就游离了。

中医常常用温胆汤治疗患者的多梦，为什么呢？中医认为，痰火内扰造成神不守舍，就会出现晚上睡觉的时候常做梦，用淡竹叶、枳实、半夏、茯苓、陈皮治疗。关于中医魂魄的内容，《灵枢》里也有一段很精彩的论述，谈到什么样的身体状况会做什么样的梦。比方说什么样的状态下会梦见跟人打架，什么样的状态下会梦见山，什么样的状况又会梦见水。如果这个人的体质特别好，精气非常旺盛的时候，一般很少会出现惊醒的状态。只有当机体的精和气处在那种很不好状态的时候，才能在精神上反映出异常。所以在临床上对于情志异常的患者要多从气与魂、精与魄的关系加以考虑，这样的话可能有助于临床疗效的提高。

五、所以任物者谓之心

"所以任物者谓之心，心有所忆谓之意，意之所存谓之志，因志而存变谓之思，因思而远慕谓之虑，因虑而触物谓之智。"心为君主之官，"所以任物者谓之心"，一个人是否能够"任物"，能不能正常地去考虑、分析、处理问题，中医认为不在于脑，而是在于心。中医说心主神明，心为神明之府，就是指一个人能有正常的思虑和这个人目前状态的好坏是密切相关的。这是中医一个比较独到的观点，也是迄今为止，现代心理学和西医学都还没有完全解释的问题。

大家都知道，不管是西方还是东方，把研究精神情志上变化的学问统称为

"心理学",而不称为"脑理学",我想这是有深义的。按照现在一般人的理解,应该就是用脑子在考虑问题,但古人在处理这个问题的时候特别有意思,大家只要弄懂"思"这个字的来源就会明白。"思"字是"囟"字与"心"字的结合,上面是囟门,下面是心,囟门当然指的就是头部。从这个字的构成、衍化就知道,中国人从来就是这儿(脑)和这儿(心)结合在一起来思考问题的。理解了这句话,也就容易理解后面的意、志、思、虑、智等概念,这些都和五脏之间有着密切的联系。在前面已经讲到,肝主怒,肺主悲,脾主思,肾主恐,而这里就突出强调了人的精神变化和心之间的有机联系,反证了"心之官为思""心主神明"的关系,强调了心为五脏六腑之大主的作用。

六、五脏与五志的关系

下面这几段是节选自《灵枢·本神》的,讲的是情志之间在病理上的有机联系。

"心怵惕思虑则伤神,神伤则恐惧自失,破䐃脱肉,毛悴色夭,死于冬……死于春……死于秋……死于夏……死于季夏。"这里讲了心、脾、肝、肺、肾五脏的死,对于这个"死"我们应该灵活理解,不是到那会儿就死,而是说在这个时候是处于未知的状态。

在理解这几段话的时候要注意,正常的情志变化是每个人都会有的,不可能没有喜、怒、忧、思、悲、恐、惊,但过度以后就是一种病态,所以请大家注意这里讲心时没有过多去说,只是说"心怵惕思虑则伤神",怵惕思虑就是过度的思虑,正常人不会老是忧心忡忡的,经常看到有些人得了病根本不去多想,反正已经在治疗了,那该吃就吃,该喝就喝,这时候病反而比较好恢复。而临床上有些患者,吃饭、睡觉都在想着自己的病,弄得心神不安,最后吃了药也不一定见效。为什么呢?这里有一个重要原因,就是这个人始终处在一个过度紧张的精神状态,这种状态对他来说是一种煎熬,一种不良刺激。包括后面讲到的几脏都有类似的情况，比如"脾忧愁而不解""肝悲哀动中""肺喜乐无极""肾盛怒而不止"，这些都说明了当持续处于一种不佳精神状态时，其发病的概率就比较高了，所以在《道生》篇时就讲过"恬惔虚无，真气从之"。其实也并不是要求什么事都不想，喜、怒、忧、思、悲、恐、惊这些情绪变化如果都没有了，那也就不是人了，关键是不能过度，过度就会出现相应的疾病。下面所谈到的具体病证，应该是在体上所表现出来的。忧愁本来应该是伤肺的，肺伤不解，肺为金，脾为土，金气的损伤造成子盗母气，过度的忧愁会出现"伤则闷乱，四肢不举，毛悴色夭"，这里有个母子相通的关系，这是李中梓的观点。临床上反过来也可以看到，如果患者长期处于一种忧愁不解的状态，不仅肺气受伤，同时脾气也会受伤。所以中医治疗这类肺部疾病，尤其是肺气不足的虚劳病时，并非单纯去治肺，而是常用培土生金的办法，使得脾胃健运，金气得到滋养。

这里讲到肝时，用的是金克木的关系："肝悲哀动中则伤魂，魂伤则狂忘不精。"悲哀本来是肺的情志，大家可能都会有感觉，人难受的时候一哭就相对舒服些，但这人要是老哭的话，肺气就会处在一种过分通达的状态，反过来就会损伤肝气，所以人生气或者难受的时候哭一场就行了，老哭的话肯定不行，因为这里面是金木相克的关系。在讲到肺的情志变化时，用到了火克金的关系；而讲到肾的时候，也用到了母子相通的关系。本来怒归属于肝，这里说"盛怒不止则伤志""肾藏志"，这种盛怒不止首先对肝造成损伤，同时由于肝肾同源，乙癸同源，肝气过盛必然损伤肝血，肝是藏血的，肾是藏精的，精血之间是相互化生的关系，长期肝的阴血不足必然造成肾精不足。这里五脏和情志的相互关系，有的用五行相克关系，有的用母子相通关系。

这里主要讲了情志变化和它相应的本脏及相关脏腑之间的关系，如讲脾的时候是"四肢不举"，讲肝时是"两胁骨不举"，讲肺时是"皮革焦"，讲肾时是"腰脊不可以俯仰屈伸"，但同时还有一句话叫"毛悴色夭"。我们之前讲到心和肺，肺主皮毛，心主血脉，血脉上升于面，皮毛就是肺的状态。这里都提到了"毛悴色夭"，意思是如果病到一定程度，影响到了气血的输送，那么就会出现危证；后面紧接着分别讲到了死于哪个时间段，这个就要求我们在看病的时候，必须看患者有神还是没神，分辨患者是否处在重病的状态。前两天，我接诊了一个鼻咽癌放疗后的患者，这个患者没做手术。他一进诊室，当我看到他的面色时，心里就咯噔一下。他的面色非常晦暗，没有一点生机，这时大夫一定要非常小心，切不可掉以轻心，一定要再综合他的脉象及整体状态进一步诊治。如果在临床时间比较长了以后，有的人一看，精、气、神一点都没伤，这种情况就比较好治；如果来了个患者，大夫第一眼就觉得这个患者"毛悴色夭"，气色很差，没有神，这种神不单指眼神。当然，如果已经是眼神呆滞那就更麻烦了，如果患者整个气色含而不露时，就要特别注意了，这就是所说的"毛悴色夭"。所以在读这段文字的时候，首先了解人本身的精神情志，这样才能更好地理解过度的精神情志对相关脏腑的损伤。

这段文字的讲述没有前面讲的五脏和五志之间的对应关系那么具体明确。我觉得读古人书时，一定要注意常与变，而不是像数学公式一样，一成不变。心、肝、脾、肺、肾与喜、怒、忧、思、悲、恐，这是五脏和五志之间正常的生理对应关系，由于五脏之间有相互生克关系，这几段文字有的地方用的是相克关系，有的地方用的是相生关系，况且每个人的体质也不一样，当出现这些不同关系时，要注意去分析并加以辨别。因为临床是多变的，中医看病是要综合去判断患者的状态，看病时望、闻、问、切四诊一样都不可缺少。比如对于疾病的起因，在问诊时，有的人是因为生气过度，大怒确实容易出现怒伤肝，但有的人并不一定反映出来怒伤肝的症状。所以读这段文字时，既要了解五脏之间正常的情志关系，也要了解当五志过极时，可能在它相反或相关的脏腑上会出现的一些反应。王冰在解释这种五脏关系的时候，把五脏叫"五神脏"，就是强调五志和脏腑之间的密切联系。

这里要提一下中医治疗癌症的问题。很多医生说，治癌症得解毒，具体做法是今天得吃虻虫，明天得吃水蛭，后天要吃白花蛇舌草，天天讲"以毒攻毒"，我觉得这个观点是片面的。到现在为止，我不敢说我能治愈癌症，但我处理癌症患者时，会从中医的辨证角度出发去帮助患者解决痛苦。至于说能不能彻底地把癌症治好，我觉得如果对某个疾病整个辨证论治的规律还没有一个完整认识的话，是没有办法去把疾病治好的。中医治疗癌症，现在还处在草头医的阶段，还停留在拿这个药来试试、拿那个药来试试的这么一个状态。现在发现，癌症哪儿都有，但就心脏没有癌症，我认为可能是因为心脏总是在活动的缘故吧？流水不腐，户枢不蠹，只有让自身的气血循环处在一种运行的状态，才不会出现癌症。此外，中医特别强调七情对人的影响，那些在小白鼠身上培养出来的癌细胞跟人体形成的癌细胞绝对不是一码事。有些同志可能会说，中医的七情也可以在小白鼠身上实施啊，比方说天天去惹耗子，让它生气。这种其实还是很片面，中医很多理论是我们祖先对人类基本情况做了非常深入而充分的了解和分析之后才逐渐形成的，现在关键问题是我们如何把这些东西继承下来，然后在前人的基础上，对目前还没有解决的疾病进行辨证论治，然后在研究的过程中不断地去认识新的疾病。

在藏象学说这部分，李中梓从那么多条文里选择这些内容，是煞费苦心的。他在第一段里着重讲了五脏在人体内各司其职，各自有什么样的功能，如"肝为将军之官""心为君主之官""肺为相傅之官"。在第二段里，讲了脏腑和外在体表之间有什么样的有机联系。在第三段里讲的是脏腑相合的关系，脏和腑之间有什么有机联系。第四、第五段集中讲了藏象与自然界有什么样的有机联系，到第六段则讲了脏腑和情志之间的联系。大家可以看到，这里所展示的藏象内容，和《中医基础理论》里讲的截然不同。有的《中医基础理论》老师说给学生讲的都是干货，我觉得那些干货其实就是几根茎，因为周围其他东西都看不到了，这几根茎拿到临床上如果能对上号还差不多，对不上号就没戏了。李中梓在选择藏象内容时独具匠心，不愧是中医大家，薛生白是注解过《内经》的，连他都觉得这本书非常可贵。

七、食气入胃——食物的运化过程

下面这部分是讲藏象和饮食的关系。这部分内容节选自《素问·经脉别论》，可以分成两段去理解。第一段话，从"食气入胃"一直到"权衡以平，气口成寸，以决死生"。这段讲的是食物进到体内后是怎样运化的，是食物的代谢过程，这是现代中医生理学的一部分。第二段从"饮入于胃"开始，讲的是食物的代谢过程。这两段话对临床非常有用。

大家注意第一段话讲"食气入胃，散精于肝，淫气于筋"，用的是"淫气"。这是讲当饮食入胃以后，散精于肝；到肝以后，气血津液、水谷精微还要作用于筋。所以中医看到和筋有关的内容时，首先想到它和肝有密切联系，不管是抽搐、摇头、拘挛，都应该从肝上考虑，因为筋的濡养主要依赖于肝。

下面讲"食气入胃，浊气归心，淫精于脉，脉气流经，经气归于肺"。食物进到胃以后，"浊气归心"，这个浊气，不是指糟粕，而是指精中柔厚的那一部分。比如说血和阴，中医讲肝阴、心阴、肝血、心血，阴和血不是一个完全等同的概念。"浊气归心"，从后面血的生成过程可以看到，中焦受气，变化为赤为血，血乃精中之厚者。当饮食入胃以后，整个食物运化、代谢过程里没有提到脾，这里都是用胃来取代的，因为中医认为脾胃为仓廪之官，中医非常重视脾胃的作用，所谓"有胃气则生"。胃气是什么？胃气包括脾的功能，因为古人在看这个问题时，不是首先看这个人到底吃的是什么，而是看这个人能否受纳，其次才能谈到运化。"廉颇老矣，尚能饭否？"如果这个人都受纳不了，那运化就无从谈起。古人在这里说"饮食入胃"，实质上谈的就是胃气的问题，尤其当食物到胃以后，经过脾胃的运化，一部分精微物质要归于心，淫筋于脉，前面用的是"散精于肝"，这里用的是"淫精于脉"。淫，是游溢的意思。心主血脉，在这里将有用的物质流注于血脉。"脉气流经，经气归于肺"，这里讲到了脉和经的关系。在中医理论里面，经是一个概念，脉又是另一个概念。经指的是十二经、十四经，脉指的是血脉，不要把这两个概念混淆，如果这两个概念一样，那就不会有"脉气流经，经气归于肺"。这里所讲的和现在所谓的大小循环系统不是一个概念，学西医的同志在这里尤其要注意。

接着讲"肺朝百脉，输精于皮毛"。这里用的是"输精"，主要讲的是肺气运动。大家都知道肺是主气的，"肺朝百脉"实质上是百脉朝肺，中医说的这个肺和百脉直接相关。由于肺气的推动，能够输精于皮毛，使皮毛得到滋养。"毛脉合精，行气于肺"，就是气血到了四末。很多人问怎么"毛脉合精"？怎么"行气于肺"？中医讲肺合皮毛，人的呼吸、人和自然界的交往不单纯在肺，实际上所有的毛孔和自然界都有一个息息相关的关系。"毛脉合精，行气于肺"，肺得天地之精气；反过来，肺气可以营养毛脉，毛脉合精同样归于肺。

在理解这段话时，要注意中医讲的人和自然是一个统一体，肺通的是天气，而咽和喉还不一样，喉通的是天气，咽通的是地气，这是现代观点所没有的。人的所有毛孔开阖都在和自然界进行着交换，西医学说人的毛孔就是毛孔，所以治皮肤病的时候和内脏没有关系，但其实不然。比如有些皮炎或者湿疹，会引起肾病，中医有"浸淫疮"的诊断，因为人体的皮毛与脏腑是一个相互关联的整体，当身体外面出现问题时，必然要影响到内脏，只是要看时间的久远和传变的途径而已。有的学者说，这段话其实说明了中医的微循环，为什么呢？毛脉就是毛细血管的血从静脉血到动脉血的转换过程，然后血又流回到大循环，这可以作为现代人对中医毛脉的理解。古人认为，人的毛孔和五脏是相互关联、相互作用的，中医认为肺合皮毛，临床上可以看到，为什么那么多人感冒之后，首先出现的不只是恶寒发热，还有咳嗽。

后面讲"府精神明，留于四脏，气归于权衡，权衡以平，气口成寸，以决死生"。"留于四脏"，按照李中梓的观点，这个"留"不是留步的"留"，而是流通的"流"，食谷之精气，通过肝、心、肺的相互作用，使得机体处在一种精和神都非常旺盛的状态，而且流布于四脏。"气归于权衡"，这个权衡有的人说是心包、膻中，有的人认为是肺。从这里的内容看，我们会发现人体气血运行和心肺之间有着确切的联系。而心肺之间，就是膻中、心包，中医学把膻中这个穴称为"气海"，这个气海和传统意义上的气海穴不一样，人体气血运行的关键在这，中医学把这种气称为"宗气"，喻嘉言把它叫"大气"，饮食物的整个运行都与它相关。宗气和什么关系最密切呢？和肺的关系最密切，临床上我们看到胸骨柄后痛的患者一般宗气都不足。

这段话前面讲的是气血的运行，最后归结到对病理的诊断："权衡以平，气口成寸，以决死生。""气口成寸"指的是手太阴肺经，寸关尺为什么能够候五脏六腑，这个我们在后面的中医诊断中会进一步讲到。寸关尺在古人的三部九候中开始是从手一直到脚，从《难经》后就独取寸口了。由于经气和肺有着密切的联系，而肺又主一身之气，之前讲肺为天，可见肺的重要性。因此，"权衡以平，气口成寸，以决死生"。

八、饮入于胃——水液的代谢过程

前面讲的是饮食物的代谢，也包括精气的代谢。下面主要讲水液的代谢："饮入于胃，游溢精气，上输于脾，脾气散精，上归于肺，通调水道，下输膀胱，水精四布，五经并行，合于四时五脏阴阳，揆度以为常也。"在临床上凡是遇到水液代谢方面的疾病，脑子里一定要想起这段话，水液代谢和脾、肺、三焦、肾、膀胱这几个脏腑的关系非常密切。"饮入于胃，游溢精气，上输于脾，脾气散精，上归于肺"，这是一个从脾到肺，从中焦到上焦的过程，《中医学基础理论》经常讲到肺为水之上源，肺可以通调水道；讲到三焦，上焦如雾，中焦如沤，下焦如渎。水液通过脾的升清作用，使得其中的精气上输于肺，通调水道，肺气的运行，肺主气，为水之上源，通过三焦的作用下到了膀胱；中医认为肾主水，肾和膀胱又互为表里，膀胱的开阖和气化作用和肾密切相关，当水液到了下焦，到了膀胱以后，如果肾主开阖的作用很强，肾气非常旺盛的话，膀胱的开阖就有利。

　　老年人肾气不足后，不仅夜尿多，而且会感到口干，这两个症状同时存在，实质上是水液到了下焦的膀胱，由于肾气不足，尤其是肾阳的不足，使得聚到下焦膀胱的水液就没有一个继续蒸化的过程。如果下焦膀胱的水液有一个继续蒸化的作用，有用的一部分水液就通过任脉上来进入廉泉穴（嘴里有没有液体关键是舌下的两个廉泉穴，廉泉穴正好在任脉的位置上）。由于晚上阴气盛，阳气衰，再加上老年人本身肾气不足，水液进入膀胱后，下面的水液不能蒸化上升，所以口干；膀胱开阖作用不利，水液就容易溜出去，所以小便就多。这个道理理解清楚以后，碰到夜里小便多、口干的患者，自然就会想到其责在肾，那么通过温补肾气的办法，可以使得患者的症状改善。

　　"水精四布，五经并行，合于四时五脏阴阳。"水液的代谢过程，不仅水精四布，五经并行，而且使得五脏六腑都能得到津液的濡养，这个过程和春生、夏长、秋收、冬藏的过程是一样的，所以后面讲"合于四时五脏阴阳"。春天的时候，人的气血从里向外走时，不只是气血出来了，津液也出来了；秋冬的时候，气血往里走，里面足了，外面就不足了。所以《灵枢》讲夏天人们小便少了，汗就多了；冬天小便多了，汗就少了。水液的运行也必然合于四时，这就进一步反映了人和自然确确实实是个统一整体，人不要反其道而行之。如果总是让自己该升发的时候不升发，该闭藏时不闭藏，这就是在违背四时规律。有些朋友问，洗桑拿好不好？我说最好别洗！因为桑拿是一种强力的热，使得人的精气一蒸就没了，尤其是冬天。有人说冬天易长胖，去洗桑拿可以避免长胖，但是冬天是闭藏的季节，洗桑拿其实是违背四时规律的，会出问题的。"合于四时五脏阴阳，揆度以为常也"。

　　这两段话，前面讲的是饮食物的运化过程，后面讲的是水液代谢过程，堪称是《藏象》里的精华。它交代了人吃下去的东西怎样变成精微物质，喝的水怎样在体内运行，这是每一位中医大夫必须掌握的。

第十七讲　五运六气与人体疾病关系

一、从五运六气进一步探求人与自然的关系

关于藏象的内容已讲了七节，还剩最后两节，今天把这两节的主要内容做一介绍。在讲这一节之前先复习一下前面讲过的藏象内容。第一节主要讲各个脏腑的具体职能，如"心者，君主之官，神明出焉；肺者，相傅之官，治节出焉"等。第二节接着讲了作为脏的外在的象，如"心者，生之本，神之变也，其华在面，其充在血脉"。第三节讲了脏腑之间的相合关系，如"肺合大肠，大肠者，传导之腑。心合小肠，小肠者，受谷之腑"。第四节讲的是藏象与自然的关系，从《金匮真言论》的"东方青色，入通于肝，开窍于目"一直讲到"北方黑色，入通于肾，开窍于二阴"。第五节从《阴阳应象大论》的"东方生风，风生木，木生酸"一直讲到"北方生寒，寒生水，水生咸"，实际上都在讲藏象与自然之间有着什么样的有机关系。第六节讲的是五神，脏腑和人的神、魂、魄、意、志之间的关系。第七节讲的是藏象与饮食的关系，饮食在体内的整个代谢过程及与体内哪些脏腑相关。

这一节节选了《素问·五运行大论》的内容："帝曰：病之生变何如？岐伯曰：气相得则微，不相得则甚。帝曰：主岁何如？岐伯曰：气有余，则制己所胜，侮其所不胜。其不及，则己所不胜，侮而乘之；己所胜，轻而侮之。侮反受邪，侮而受邪，寡于畏也。"这段话是运气七篇大论里的一段内容，而七篇大论是唐代著名医家王冰加进去的。《素问》九卷到西晋皇甫谧时，第八卷就遗失了，所以皇甫谧是用《素问》《灵枢》《中藏经》来编著《针灸甲乙经》的，没有王冰的七篇大论内容，他说在《汉书·艺文志》中已经没有第八卷了。今天我们所看到的

《素问》九卷中的第八卷，是王冰在注解《素问》的时候，把他老师教他的阴阳大论的内容加了进来。李中梓选藏象内容基本选的都是《素问》的原文，只是在第八节里加进去了王冰的这一段话。有同学会问，五运六气讲的是天人关系，五运六气和藏象之间有什么联系的呢？现在《中医基础理论》讲藏象的时候，基本不讲五运六气的内容，而李中梓在选藏象这部分内容的时候，却选了运气七篇大论里这段非常精辟的话，这是非常深刻的，就如同叫藏象而不叫脏腑一样。我们一开始就讲到中医的天人合一，中医的整个理论都是建立在天人合一的理论基础之上，中医从来不把人孤立地看成一个人，而是把人看成是大自然的产物，是生活在天地间最高级的生物，自然界一切变化在人的身上都有反映。

通过前面的学习，我们知道，既然作为天地之间的人，人和自然之间的关系这样密切，那么疾病的产生和自然的变化之间一定也是休戚相关的，自然界的变化也必然影响到脏腑的变化。关于这一点，前面讲藏象和自然的关系时，就已经涉及，如"东方青色，主木，木生酸，酸入肝"，是从生理的角度正面叙述了人和自然的关系，而这段话则应用五运六气里的太过与不及所造成的疾病来反证人与自然的关系。

"帝曰：病者生变何如？岐伯曰：气相得者微，不相得则甚。"李中梓认为，气相得者，彼此相生，则气和而病微；不相得者，彼此相克，则气乘而病甚。就拿今年（2000 年）为例：今年是庚辰年，甲己化土，乙庚化金，丙辛化水，丁壬化木，戊癸化火，庚辰年是金运太过之年。

中国传统文化用天干地支来纪年和西方的纪年是完全不一样的。耶稣诞生的那一年定为公元元年，它仅仅是一个时间的概念，然后往下顺递下去，现在是公元 2000 年。而中国传统文化是用十个天干加上十二个地支来纪年纪月纪日，它就不单纯是一个时间的概念，而是一个时间与空间相结合的概念。从中华民族的上古时代开始，就用干支纪年，天干纪日，地支纪月，古人用与地球最接近的两个星球的变化来记录时间的变化，所以我们说它是时间与空间相结合的概念。除了和地球最接近的太阳和月亮以外，我们的祖先还发现，围绕在地球的周围，除了日月两个星球外，还存在着二十八星宿。这二十八星宿就是我们常说的银河系中的东方七星、西方七星、南方七星、北方七星，这些星球和地球同样存在着相互的关系，就像我们现在讲到的甲己化土、乙庚化金、丙辛化水、丁壬化木、戊癸化火。如果大家去研究五运六气，或进一步去研究张景岳的《类经》时，就会发现古人有这么一个图，这个图是个圆图，在这个圆图中画了这样的线，代表在某些固定的年份里，这几个星球对地球产生了极大的影响，而这种影响在中医学里把它归纳为金、木、水、火、土的关系。

二、庚辰年的气候变化特点

我们可以探讨一下今年的气候变化。气候变化其实是地球和太阳、月亮与整个二十八星宿之间的关系，古人通过对这种规律的总结，提出了甲己化土、乙庚化金、丙辛化水、丁壬化木、戊癸化火这"十干化运"的理论。在这种变化里，古人又提出了将十干与十个数字对应。凡是1、3、5、7、9单数，都说明这种气候过旺；而处在2、4、6、8、10偶数时，就是不足，这样就形成了一种有余和不足的互补关系。比如同样是处在大运属金运的时候，若处在乙年的时候是金气不足，而处在庚年的时候则是金气有余太过的状态，而这种岁运的有余与不足，直接影响着地球上生物的变化，也直接影响着人体的藏象变化。

今年是庚辰年，从大运上看，是金气有余的一年。庚辰年的地支是辰，辰是土，天干是庚，庚属金，土生金，就造成了今年的整个金气很重，杀戾之气很重。现在是四月份了，整个天气还很冷，并且今年的沙尘暴特别多。按照五行生克的关系，金是克木的。按照中医的运气推演，从大寒1月21日到3月21日这60天里是厥阴风木主气的时段；从3月21日到5月21日小满，属于二至气，主气是少阴君火；从5月21日到7月22日，主气是少阳相火；从7月22日到9月21日，主气是太阴湿土；从9月21日到11月21日，主气是阳明燥金；从

11月21日到1月21日，主气是太阳寒水。每一年都有春、夏、长夏、秋、冬的变化规律。初之气是以厥阴风木为主，五行属木；二之气是以火气为主，以少阴君火为主；三之气是以少阳相火为主；四之气是以湿土为主；五之气是以燥金为主；终之气是以寒水为主。那么木、火、土、金、水，只有火跨越了两个比较长的阶段。

每一年除了主气以外，还有客气的存在。客气是什么呢？客气是不同年份地球、太阳、月亮与二十八星宿的运行不同所造成气候与物候的影响。庚辰年，三之气的客气是什么呢？它的客气是太阳寒水，对应的终之气是太阴湿土，反推初之气的主气是厥阴风木，它的客气是少阳相火，二之气的客气是阳明燥金，三之气的客气是太阳寒水，四之气的客气是厥阴风木，五之气的客气是少阴君火，六之气的客气是太阴湿土。这种变化是客气的变化。

刚才讲的这段话是在庚辰年，按照五运六气来看气候变化的特点。大家记住，所谓的主气，在中医五运六气理论里年年如此，不会变化，但是它的客气每年都在变化，所以在客气和主气的变化过程中，主气与客气之间就可能会出现主客的生克关系。比如每年的1月21日至3月21日的主气是厥阴风木，今年的客气是少阳相火，主气是木，客气是火，相火是很热的火。按说木生火，如果只看今年一年的话，今年初之气会比较热。今年的春天按运气学应该来得很早，当厥阴登陆的时候，客气是火，是一个木生火的状态，并且一进入春天就应该很热。二之气时，主气是火，客气是金，火是克金的，所以处于一个主克客的状态，本来火是应该克金的，但由于今年本来大气的金气就处在很旺的状态，所以主气对客气的克罚力量也相对减弱了。到现在为止，从1月21日至5月14日这一段木气和火气都升不上来，从1月21日至5月14日的平均气温，不止北京，整个温带都处在一个相较往年气温偏低的状态，这都是和金气有余密切相关的。

春天是木气升发的时候，由于金气有余造成木气不能升发，木气是什么呢？有报道说，今年的沙尘暴是草原上的草让牲畜给啃光了，但我相信不会是在这一年里啃光的，因为很多年以来生态一直都在破坏，为什么去年、前年没有这么多的沙尘暴呢？这是由于今年的金气过旺，到了主气厥阴风木的时候，木气升发的时候升发不起来。所谓的木气升发，我们外面可以看到草发芽了，树长叶了，实际上在草没发芽，树还没长叶的时候，地气就已经上来了，使得草、树这些植物压住下面的土，因为它要升发要生长就得压住下面的土。而今年这种升发之气受制，它升发不起来。由于木是克土的，而木失升发，金把木克住了，木气升不起来，则土气也就升不起来了，所以今年就一个劲地刮起大风沙。

按照运气学说的干支纪年，地球每 60 年要和周围的二十八星宿有一个近周期的变化，为什么把它叫"近周期"呢？因为它不是完全按照主周期的规律运行的。太阳和地球的运行都有一个主周期的变化，就是围绕一个核心呈主周期的变化，所以它们之间有一定的差异。有些医家过于教条地把五运六气的每个变化说成今天一定如何如何，那样就把五运六气每一个很有深度的东西僵化了。真正学五运六气的，应该像很多老师说的那样，首先要研究人与自然，而不是研究五运六气，应当先研究人在春、夏、秋、冬的不同变化，人的生、长、化、收、藏是怎么变化的；学到一定时间之后，再去研究五运六气，就会看到五运六气是非常科学的，而不是死的教条主义，这样对于这种运气生克的规律可能会有更深的认识。

三、气相得者微，不相得则甚——运气变化对疾病的影响

"气相得则微，不相得则甚。"相得是什么呢？比如今年从 1 月 21 日至 3 月 21 日里，是初之气，主气是木，客气是火，是木生火、主生客的状态，这就是相得。在相得的状态里，有关木气生火的疾病，相得则微，这是从主客之间的关系来看，初之气的主客只管这一段时间，所以初之气由于木气生火的疾病就相对减少。但从大运金气和木气的关系来看，大运是管这一年 365 天的，金木是

处在不相得的状态，是金克木的状态，全年处在一种金气过旺的状态，所以今年的木气得不到足够的升发。从临床上看，今年凡是肝病患者要加倍小心，因为大的气候对肝的影响比较大。西医的同志可以去做一下相关的统计，看一下自己所在医院今年的肝病死亡人数和去年的肝病死亡人数的比例。今年 7 月 21 日至 9 月 21 日为四之气，太阴湿土主气，客气是厥阴风木，主客之间是一种相克的关系。从 9 月 21 日到 11 月 21 日为五之气，主气为阳明燥金，客气为少阴君火，这段时间恐怕金气更厉害。所以今年在这段时间里，肝病患者更要特别小心。肝病患者本来肝气就不足，原本到了春天的时令可以得到一定的滋养，但今年就不那么明显，这可能就和大运里的金气过旺有关。所以当好一名医生，不单要看到患者的现实状态，也要看到患者的舌象、脉象，同时遇到这种运气比较大的有余和不足的时候，就一定要注意它们之间的相互关系以及对疾病的影响。

《素问·五运行大论》里的这段话，说明了自然界不同运气的变化对人体相关脏腑的影响。对这段话的理解，应该是在掌握了每一年度的运气变化，每一气主客之间变化的基础上，来及时帮助患者避害趋利，对于可能要发生的问题加以预防。今年春天我在治肝病的时候，用疏肝的药少，用克罚肝的药少，用补肝的药多。

总的来说，今年这一年不要过多地去疏理肝气，用过多疏肝的药，造成肝阴的亏耗，尤其对久患肝病的患者更会使肝血不足。而这种不足的状态，在金气过旺的气候条件下，金气再去克它，肝气得不到疏泄，这使得肝阴不足的症状更加明显。所以今年上半年到现在为止，治疗肝病是在养肝血的基础上养阴，在养肝阴的基础上疏肝，而且疏肝过程中还可以泻一些肺气，因为金气太重。这种治疗思想，可能很多学习西医的同学觉着很难理解，搞不清楚肝病和气候有什么关系，但中医这个理论是确确实实存在的。对我们中医的许多学说，可以从不同角度、不同程度上给予一定的佐证。

四、五运太过不及的影响

"帝曰：主岁何如？岐伯曰：气有余，则制己所胜，而侮所不胜。其不及，则己所不胜侮而乘之，己所胜轻而侮之。"前面讲了"气相得则微，不相得则甚"。今年是庚辰年，主岁是以金为主，而且金有余，金气有余则制己所胜，而侮所不胜。金胜木，火克金。金气有余的时候，它就抑制了木气的生长；同时可以反克，侮是反克的意思，本来火是正常克金的，当金气过旺的时候，火就不足了，就起不到克金的作用了，反而会被金所制。所以今年初之气的客气是火，主气是木，金气过旺之后，一方面乘木，另一方面是侮火。按照五行相生的规律，今年春天是主生客的关系，是木生火的关系，今年的初之气应该很暖和，但今年春天的一到三月一点都不热，英国来的老师说四月伦敦的温度才 2℃，这在往常是很少见的。这是因为今年的金气重，木气不能升发，而且金气过旺的时候，火气受到反侮，这就是"气有余，则制己所胜，而侮所不胜"，正常的生克关系被金气有余这种特殊的现象所打破了。

刚才讲的是气有余，下面接着讲："其不及，则己所不胜侮而乘之，己所胜轻而侮之。""其不及"指的是气不及，比如去年是己卯年，甲己化土，甲为阳土，己为阴土，阴土是土不及，去年是土运不及的一年；同时它的地支是卯，卯是木，木是克土的，所以去年一整年土气不足的状态就非常明显。最明显的例子，就是很多老百姓告诉我，麦子长得很好，但是粒子不饱；同样一亩麦子，前年的是 200 斤，去年只有 100 多斤。为什么呢？土气不及则化气不足。土主化，化气不足的话，看似长得很茂盛，但它的种子结不实。那从五行的规律来看，当土不足的时候，"则己所不胜侮而乘之"；本来土是克水的，当土气不足的时候，它所克的水就来反克土，"己所胜轻而侮之"。土是克水的，己所胜是指水。在去年土气不足的情况下，肝气非常旺，木气非常旺，己所不胜即木，故而乘之，就出现一种木克土的状态；同时又会出现一种土不制水的，水来反克土的状态。

这两句话是相对而言的，讲的是大运不足与有余时的状态。在这种状态下，对于我们当医生来说，不仅要看到这一年这个人得的是什么病，看到这个疾病的状态；同时要了解自然界的气候变化，这种变化对哪些脏器有益，对哪些脏器有损，如果能够很好地把握这些损益关系的话，更能提高疗效。

有个同学提出，甲己化土、戊癸化火和东方甲乙木、南方丙丁火有什么区别？刚才讲的甲己化土、戊癸化火，讲的是运气年。什么叫运气年呢？就是在不同的年份里，它的特殊的五行关系。而我们平时说的东方甲乙木、南方丙丁火，指的是正常的方位，十天干中的甲、乙、丙、丁、戊、己、庚、辛、壬、癸，与东、南、西、北、中是相互对应的，与春、夏、长夏、秋、冬也是相互对应的。这个就像刚才所讲的主气和客气之间的关系，这是一种正常状态下四时与方位的划分。这种划分方法是运气年的划分方法，这种状态可以体现在任何地方，大到一个国家，小到一个省，都可以存在着东、南、西、北、中的这么一种状态，这种运气状态是概括了整个地球的气候变化。

有很多同学希望我能详细地讲一下五运六气理论。确实五运六气中有很多概念和临床看病密切相关，但对于中医初学者，尤其是刚学习中医的同学来说，应先慢慢涉猎一些运气年和运气的概念，多学习一些正常状态下，自然界与人之间的相互关系，这就不至于一学就形成客比主先的情况。李中梓在讲藏象学说的时候没讲病，但在这一段里讲了运气的胜负关系，说明藏象不是摆着给人看的，它和人的生理病理是密切相关的。希望大家在读这段文字的时候，能从这个角度上加以理解。

第十八讲　精气学说

———————————⁓———————————

　　前面讲了脏腑与自然的关系，脏腑的外在表象，以及运气学说和藏象的关系。接下来这一段主要是讲精气学说与藏象的关系，精、气、血、津、液、脉等人体的生理产物与脏腑之间的关系，所以这里开篇就摘录了《灵枢·决气》篇"先天之精""两神相搏，合而成行，常先身生，是谓精"。这个"精"是指受承于父母的先天之精，人还没出生的时候就已经存在的，是父母给的先天之精。中医学特别强调气、精、神这三个概念，临床上我们经常看到，父母身体各方面都很好的话，则母壮子肥，先天之精充足，小孩就很聪明。有的父母身体很弱，若又阃不当时，使得先天之精更弱。先天之精不足常会出现一些先天疾病，比如中医古籍中常讲的"五迟五软"，生下来发育不好，生下来就手脚不能动，这种病都和先天之精有关，和父母的身体有关。

一、两神相搏，合而成形，常先身生，是谓精

　　中医对先天之精是非常重视的。这里讲"两神相搏，合而成形，常先身生，是谓精"，提到要保持人的健康，父母相合需合时宜。孔子说"男子三十而婚，女子二十而嫁"，意思是父母的年龄差要大一些，这可能对后代是有益的。其实现代科学研究也表明，如果夫妻间的年龄差大一些，小孩的身体和智商都相对要高一些。对这些问题，我们古人早已用很简练的语言告诉了。

　　刚才讲到"两神相合"，孔子讲"男子三十而婚，女子二十而嫁"。男同志的适婚年龄是 32 岁，女同志的适婚年龄是 28 岁，男子以八为数，女子以七为数，21~28 岁这个阶段正好是女子肾气充沛的阶段，28~32 岁是男子精气鼎盛的阶段，而且越往后面，男女之间的差别就越大。所以临床上常看到女子 21~28 岁之间生

小孩的人，她的体形各方面都很好，过了 28 岁以后再生小孩的，想再漂亮就不容易了。像我父母那一代人，二十几岁就把孩子生了，到了三十几岁，一个个都挺年轻的；而现在很多人等到二十七八到三十几岁才生完孩子，没几天就说皱纹是不是多了，是不是要去做个美容。我说再美容也就这么回事了。人啊，都得遵循这里面的规律。很多人可能会有疑问，说古人也没告诉我们为什么，孔子也没说男子是不是得晚婚，女子是不是得早婚早育。其实不是，因为中医的很多东西是在长期的观察里总结、摸索、归纳出来的，所以在学中医的时候，我是不主张轻易把古人的东西否决掉的。

近年来，我越对五运六气进行研究，越觉得中医确实博大精深。当你没进入这个认知领域的时候，你可能常常会觉得，一会儿看天干，一会儿看地支，然后每 60 年一轮回，古书上看到是庚辰年，比如元代的庚辰年你还得查表，元代的庚辰年是哪年哪年，这多费劲啊！我以前也有这种感觉。但我越学越觉得，其实不然。中华民族的文化，如果你想继承下来，首先要对这个文化产生的背景，你要有深刻的理解，要把你所认知的这个东西倒推到那个历史背景里面去认识，千万不要把它放在很远的地方，瞄一下就说这有用，那没用。我觉得，我们现在很多中医是越学越少，再这样下去的话，今后学中医就得到国外去学了。在韩国的庆熙大学医学院里，所有我们国内能看到的中医书他们都有。他们那里讲经典的老师，每天早上起来读中国的《老子》《孟子》《内经》《伤寒论》等，而咱们中医学院里有哪个早上起来是读《孟子》《老子》的啊？几乎都没有。所以我觉得，如果你离开了这个文化的本源来讲发展中医，你自己都不知道中医是从哪里来的，那这个发展绝对是无源之水，无本之木。

二、先天之精与后天之精

中医讲到的精，常常与先天之精有密切的关系。人的寿命长短，如果后天条件都一样，先天之精的足与不足直接决定他寿命的长短。当然即使这小孩生下来父母给的先天之精很足，但7天不给他吃饭，他也得饿死。中医把精叫做元气、元精，这个元气和寿命之间的关系，实际上是一个正相关的关系。元气多，寿命就长；如果过度地消耗元气，寿命就短；如果元气不足，但你节约着用，寿命也会长。不要指望哪种药可以使人长命百岁，吃五谷杂粮也只能达到益气延年的目的，不会让你长命百岁。

上次有同学问我："现在西医有很多营养液，我就吃营养液行不行？"据我了解，不管是游牧民族还是咱们以农业为主的民族，没有不吃五谷而只吃肉类和蔬菜的民族，都必须吃五谷的。为什么呢？老子《道德经》里有句话叫"谷神不死"，什么叫谷神？五谷，不管是麦子、玉米，还是稻米，都是种子，而种子是旧生命的结束，新生命的开始。这个种子就是谷神。为什么不叫谷物，而叫谷神呢？因为阴阳不测谓之神。古人看到麦子死了，麦粒拿下来，再把麦粒种到地下，明年又长出来了，这就是"阴阳不测谓之神"，所以把它叫"谷神"。人是裸虫之类，裸虫是什么呢？根据五行理论，裸虫习性属土，与土有密切关系。有人说我不吃五谷，我天天吃肉，能不能活？我认为恐怕地球上还没有一个只吃肉的民族，比如藏民天天吃肉，但他还是要吃青稞面的。为什么呢？如果失去了谷神，谷神没有了，恐怕也活不了。所以，元气、元精是一定要时时爱惜，时时调养的。

"上焦开发，宣五谷味，熏肤，充身，泽毛，若雾露之溉，是谓气。"这个气不是元气，这里指的是水谷之气，乃后天之精。读中医著作时，常要想到先天之精与后天之精。先天之精禀受于父母，不是自己的，是取决于父母的。如果父母注意养生，孩子的先天才会好。后天之精，即水谷之精，是取决于自身的，小时候是取决于家庭条件的好与不好，长大以后取决于自己是不是饮食起居有节。中医常说，先天之精与肾相关，后天之精与脾胃相关，肾为先天之本，脾胃为后天之本。所以，这里"上焦开发，宣五谷味……是谓气"中的这个气是后天之气，水谷之气。

三、腠理发泄，汗出溱溱，是谓津

"腠理发泄，汗出溱溱，是谓津。"这里提出了津的概念。按中医的阴阳学说，如果精属于阴的话，那气就属于阳。津液也是一对概念，津属阳，液属阴。"腠理发泄，汗出溱溱，是谓津"，说明人的汗液和人体的津之间的关系。汗液是什么呢？汗液是人体内津的外发，中医学非常重视汗，临床上常讲"大汗亡阳"。可能有同学会问，大汗不是体液没有了，应该是亡阴啊，怎么会是亡阳呢？因为津是阳气所化生的，所以大汗以后所损失的这个津，必然随汗的丢失，而造成阳气的衰微。经常有人问，夏天可以吃点什么调养的药？我说可以吃人参、五味子、麦冬，就是常说的生脉饮。为什么呢？因为夏天随着人阳气的自布和发散，津化生成汗润泽全身，汗液的流失容易造成津气损伤，同时导致阳气的衰退，所以用人参补气，麦冬生津，五味子敛气，让卫气不会过于耗散，这就达到了夏天养生保健的目的。这个方子是唐代著名医家孙思邈创立的，就是用于夏天汗液大失，耗气伤阴，大汗亡阳的时候。

现在有些医生觉得生脉饮好用，大冬天也会给人开，当然如果是治病另当别论，但在真正养生的时候，那就不合适了，所谓"顺四时则生，逆四时则亡"。另外，在临床上如果遇到汗液丢失过多的患者，作为医生就要小心了，因为随着汗出过多，既可亡阳又可伤血。大家知道，津血同源，它们的来源都来自水谷之精微。"夺血者无汗""夺汗者无血"，血虚、血不足、血脱的患者通常没有汗，而大汗亡阳之人通常会造成血虚，这在临床是屡见不鲜的。临床上碰到感冒的患者，是不是都可以发汗呢？我看未必。像女同志来月经的时候，月经量特别多的时候就要特别注意了，她本来血就不足了，你还发汗，这就是要犯虚虚实实之戒。不是谁感冒了都可以发汗，古人的话已说的明明白白，如果在临床上能不断地去领悟、去体会，治疗效果可能就会不一样了。

四、液者，阴之精也

"谷入气满，淖泽注于骨，骨属屈伸；泄泽，补益脑髓，皮肤润泽，是谓液。"这是和津相对的另一个概念。刚才讲津属阳而液属阴。实际上，津和液都来源于水谷精微，其清者为津，浊者为液。所以它说"谷入气满，淖泽注于骨"，就是滋养骨骼里的东西，负责骨骼的屈伸、补益脑髓、润泽皮骨的都是液。虽然津和液都来源于水谷精微，但液和先天之精、和肾之间的关系更加密切，而津和心的关系更为密切。比如大汗者亡阳，首先出现心的感觉，而液脱的人常常和肾相关。所以面对津液出现问题的患者，除要考虑脾胃以外，津脱者还要补心阳，液脱者则要顾护肾阴。

反观一下现在，只要一打开广播，天天都是补钙，今天说这个钙是经过多少博士验证的，吃这个钙最有用；明天说单纯补钙还不行，还得加点什么才能吸收。其实要是说到营养条件，农村的小孩应该比城里的孩子差多了，可农村的小孩就在地上跑跑，然后多弄点粮食吃，今天有豆子就吃豆子，有玉米就吃玉米，却一点都不缺钙。而城里养的小孩，天天什么加钙奶粉，吃了半天，小孩还多半是软骨病。为什么呢？关键在于小孩的脾和肾，刚才说"液"来源于水谷之精微，和先天之精、肾是密切相关的。临床常看到，有的患者本来脾气就弱，还天天补钙，吃了补钙的药以后，影响脾胃的运化，表现有口干。老人家本来就口干，吃完钙剂以后口就更干了。因为今时之物没有能养脾胃的，脾胃是谷气，脾为中土，是谷气所养的。如果脾胃不足，吸收能力差，吃多少钙也补不上去。门诊有些人会问我：大夫，你说钙片能不能吃？我说喝点骨头汤都比吃这些钙片要好。

五、中焦受气，取汁变化而赤，是谓血

"中焦受气，取汁变化而赤，是谓血。""中焦受气"，说明脾胃为气血生化之源，血的化生与脾胃密切相关。只有脾胃的功能健运，吃进去的水谷精微才有可能化生为血。然而单纯靠脾胃，中医认为也不会生血，"取汁变化而赤"，这就

与心肾相关。这里的心不是西医所讲的心和血的关系，中医藏象里讲心是主血脉的，后面还要讲到脉，心的主要作用和脉相关。"取汁变化而赤"，这个心是指中府。大家都知道，心为离火，肾属坎水，坎中有相火。这里描述了脾胃水谷之精微化为血的过程。"变化而赤"是指颜色的变化，和心、肾两脏密切相关。中医治疗这些疾病，当血化生不足时，除去考虑脾胃的运化功能存在障碍以外，还要考虑心阳和肾阳。在健运脾胃的基础上温运心阳，离火补了之后，才可能产生化赤为血的作用。

此外，血的化生跟肾阳密切相关。肾为水，但肾为坎卦，其中有阴中之阳的相火，这个相火对于血的化生也起了很重要的作用。因为肾和脾之间有一个相生的关系，肾为相火，命门之火，火和土具有相生关系。所以中医在治疗脾虚的时候，如果确实病在中焦，可以用补中益气汤；如果病在下焦，相火虚衰，可以用黄芪桂枝五物汤。

中医在治疗这类疾病时，在真正补血的过程里，要考虑心、肾、脾胃这三者之间对血的化生所产生的作用。而不是说血虚了，像西医那样输点血。按照中医的理论，抽出来的血就是离经之血，再输进去的血同样是离经之血，离经之血就是瘀血。不管是遇到哪种血虚的患者，一定要调动自身的造血功能，使血的再生功能得以恢复。中医认为，心属火，心主血，气为血之帅，气生则血生，补血应在补气的基础上进行，所以用当归补血汤（黄芪用一两，当归用二钱）。黄芪重在补气，既补脾胃之气，又补心肺之气，补气而生血，所以黄芪用一两，而补血药当归用得比较少，只用二钱。从这个方子就可以看出气和血之间的变化。

中医在治疗精不生血的时候，非常强调精血的相互化生。因为肾是藏精的，精和血之间，其气同属阴，精血之间是可以相互化生的。中医在补肾的时候，用龟鹿二仙汤滋补肾精，主要是补肾气，使得精化为血，它不是单用龟甲补阴，还用鹿茸补阳。

六、营气、卫气与脏腑的关系

有同学问，营卫学说具体是指什么？它与阴阳气血的关系是怎样的？用最简单的话讲，营卫就是代表着阴阳。《内经》中对营卫有明确的定义："营行脉内，卫行脉外……"营指血而言，卫指气而言。临床常用的调和营卫的方子是桂枝汤，也是《伤寒论》经典的方剂之一。桂枝汤在里可调阴阳，在中可调气血，在外可调营卫。

营气和卫气跟脏腑之间有着密切的联系。卫气，简单来说就是卫外之气，平时容易感冒的人，是卫气不固的原因，固护的作用不够强。卫气根源于下焦，滋养于中焦，开发于上焦。根源于下焦是指卫气跟肾气的关系，滋养于中焦是指卫气和脾胃的关系，开发于上焦是指卫气和心肺的关系。中医讲"汗为心之液"，汗液本身是属于津的范畴。而营和血是同源的，所以汗液的多与少，有汗和没有汗跟营血有直接的关系，和心的功能有直接关系。夏天中暑的患者出汗特别多，心率很快就会慢下来。当你看到汗液特别多的时候，你首先要想到这个人的阳气、心气如何？中医说"夺血者无汗，夺汗者无血"，就是指汗出特别多的患者，他的营血就少了。要是大量失血的患者，就常常看不见汗了。此二者和卫气有关，和心有关。心既主阳，又主血液，所以大家学习中医要重视营卫学说。

在学习的过程中，首先要把营卫的概念搞清楚，其次是要结合临床来体会、理解。刚才所讲的就是营卫和病证之间的关系。汗出多的患者是因为卫气不固，那么在临床治疗中就要固护卫气，我们常用玉屏风散。"玉屏风散"这个方剂的名字起得多好啊！玉的屏风，屏风就是用来挡风的。这个方子用了黄芪、白术、防风三味药。黄芪用量要大，防风用量要小，要是把三味药等量用的话，就起不到玉屏风散的作用了。它用黄芪固卫表，用白术健脾，防风则善行善走。黄芪性钝，防风性利，钝者受利者之制，所以黄芪才能随防风以固护表气。

中医就是这么有意思，防风和黄芪是性能相反的两味药，是相恶的两味药，但是二者趋势相反而相成。学习中药学的时候要注意，中药配伍有相须、相使、相畏、相杀、相恶、相反等关系，除去相恶和相反药你得留点神以外，其他都是相互配伍以达治病的目的。在实际治病的过程中，辨证、辨营卫的过程就是看病的过程，尤其外感病经常使用玉屏风散，而在内伤病中使用玉屏风散的概率可能会相对少些。

七、气滞则血瘀，气行则血行

接着上一讲的内容："壅遏营气，令无所避，是谓脉。"这是中医脉的概念。中医讲心主血脉，其实主要是讲心主脉，脉的强和弱与中医的心是休戚相关的。《伤寒论》的炙甘草汤，我们也把它称为"复脉汤"，《伤寒论》里讲："心动悸，脉结代，炙甘草汤主之。"心是主阳气的，"气行则血行，气滞则血瘀"，中医在治疗这种血脉瘀阻疾病的时候，非常注重理气与活血，很少长期单纯地使用活血药甚至破血药，而且活血药的使用也是有讲究的。

我前段时间去云南，那天坐缆车，停车的时候把胸部给撞伤了，一说话、一咳嗽胸部就疼。当时跟我一起去的人都说你去拍个胸片吧，我说这没必要拍，只要不是骨折引起气胸就没有关系。当时在那里也没啥好的办法，我就吃了点云南白药和三七。然后我说赶快回家。一回家，我就用了点沉香避瘀散，两小盒，二十支。沉香避瘀散用的是什么呢？里边含有麝香、土鳖虫这类破血的药，这类药不可长服，但疗效确实好，真正出现外伤性血瘀的时候确实有效。

用这类药的时候要特别注意：第一，活血药不可久用，尤其是不能单纯久用；第二，常与补气益精药同用。现在很多人把这类芳香行气活血的药当补药吃，从中医的角度看，气为血帅，血脉的闭阻跟气的关系太密切了。如果长期服用破血药、活血药，一定会损伤自身的正气。只有在血瘀的时候才用活，才用通，才用活血药。为什么会出现血瘀呢？从中医的角度看，除了外伤以外，大部分都是气滞而血瘀。急症外伤可以留瘀，急症属实，像我这样被撞了一下导致血瘀的，可以用。但如果是气虚造成的气滞，再由气滞造成的血瘀，最后引起胸痹，这时候气虚是本，血瘀是标，如果这时候一个劲地使用活血药就必然损伤自身正气。正气一损伤，原本是半年发作一次的胸痹，治着治着就可能变成了一周发作一次。

八、精气学说的临床应用

前面讲了精、气、血、津、液、脉和脏腑的关系，下面进一步讲了这些发生变化的时候，脏腑会出现什么样的病证。"精脱者，耳聋。"这里的精脱指的是肾精，当肾精不能上承的时候，就会造成耳不聪，所以肾气弱的老年人都会出现不同程度的耳聋，中医治疗时首先要调补肾精。"久聋主虚，暴聋主实"，如果说逐渐地出现耳聋，耳朵越来越背的时候，就要注意肾精；如果是年轻人突然出现耳聋，这时候往往主实，这在之后讲经络的时候会提到。肝胆的经络都经过耳朵，与耳的关系非常密切，所以突然出现耳聋的人都与肝胆有关，常用泻肝胆湿热的办法，使得肝气条达。总之，"实则泻之，虚则补之"。

下面是"气脱者，目不明"。中医在治疗眼病的时候，特别注重补气，比如李东垣有一个方叫益气聪明汤。李东垣特别注重脾胃，认为脾胃不好的话，则九窍不利，故在治疗耳鸣、两目昏花的时候，用益气聪明汤。他在这张方子中重用黄芪、党参，同时还有升麻、葛根、黄柏、蔓荆子、白芍、甘草。君药是黄芪，重在补气；在此基础上用升麻和葛根升阳，又用黄柏降浊，这样就在补气的基础上完成气的升降；另用蔓荆子明目。在这个方子里既治本，也治标，其理论依据就是"气脱者，目不明"，即在补气的基础上来达到治"目不明"的目的。中医分科没这么细，中医大夫什么病都能治。在《扁鹊·仓公列传》里记载：扁鹊到了咸阳，看到秦国人爱小孩，他就当儿科医生；到了洛阳，看到周人敬爱老人，他就当耳目医；到了邯郸，就当带下医。这些各科疾病都是中医用调其内而治其外的办法来解决。

下面是"津脱者，腠理开，汗大泄"。这句话实际上应该是"汗大泄者，腠理开，腠理开则津脱"。"腠理开"是卫阳不固，从而汗液大泄，造成津脱，这时候不单要补津，同时要重视固护卫阳。谈到固护卫阳，就要提到玉屏风散，对于经常多汗或感冒的患者最有效。

"液脱者，骨属屈伸不利，色夭，脑髓消，胫痠，耳数鸣"。中医在治疗脑病时，常常从补肾入手，补肾益精生髓，这在治疗老年性痴呆、多发脑栓塞、脑出血等疾病时确实有用。前段时间门诊来了个 60 多岁的女患者，CT 拍出有脑出血，3 个月了，半身不遂，按照中医的方法，我给她用了地黄饮子。这个方子是治暗厥风痱的。暗就是说不出话来，厥就是厥逆，风就是中风，痱就是痿废不用。方中用熟地、山萸肉益肝肾，麦冬、石斛养阴，菖蒲、远志化痰开窍，附子、肉桂、巴戟肉助阳，肉苁蓉补肾等。这几味药配伍非常独到，既补益脾肾，又在养阴的基础上补阳，形成阴阳双补的方子。这个方子用上去以后，效果非常明显，不到两个月，患者已经能自己下地了。

最后是"血脱者，色白，夭然不泽"，这是阴血亏损脱失之证。《杂病源流犀烛·诸血源流》说："脱血，冲脉病也。"我们后面讲经络的时候会讲到冲脉，《灵枢》里提到冲脉为血之海，血海不足则身少血色、面无精光。李中梓先生也认为，色之荣者血也，血脱者色必枯白也。临床上常出现在有急性损伤出血，或者突发的呕血、便血、尿血、血崩等大量出血以后，除了面色苍白、夭然不泽以外，还会伴有头晕目花、四肢清冷、脉空虚等，急用独参汤、参附汤补气摄血。

经络篇

第十九讲　经络学说的基本理论

一、经络是运行气血及联系四肢百骸的通道

前面从"道生"开始一直讲到"藏象"，可以说已经把中医基础理论中最主要的内容都给大家介绍完了。下面要讲的是经络部分，《内经》《难经》《针灸甲乙经》这几部著作里都涉及经络的内容，其中《灵枢》涉及的最多。《内经知要》在经络这部分选取了其中的三段内容。第一段选的是十二正经，五脏六腑加上心包经，一共是六脏六腑，主要介绍了十二经的起止，节选自《灵枢》的经脉篇。这十二经的内容，学中医的人都应该理解并熟练掌握。《灵枢》的经脉篇除了讲十二正经的运行以外，还讲到各经的侧重病、主病，这部分的内容希望大家在掌握了十二经的走行以后，也应该有所了解。

经络，是中医藏象学说里一个非常重要的部分。五脏的特点是"藏精而不泻"，六腑是"化物而不藏"，这二者正好是相对的。脏腑除了与九窍、情志密切相关外，和四肢百骸也都有密切的联系，这种联系有各自的运行路线，我们把运行的主干称之为经，把支干称之为络，这个络呢，除去有分支的含义外，还有网络的含义。因为在中医的整个经络学说里，包括了几个部分，其中十二正经、奇经八脉都属于经的范畴。络的范畴则包括十五络脉。十二正经中的每一支正经都有一支络脉，再加上奇经八脉中的任督二脉各有一支络脉。另外，脾经除去它自身的络属关系以外，还有脾之大络，这样十二正经的络脉加上任、督、脾这三条经的络脉，称为"十五络脉"。

对于十二经脉的运行，历史上没有什么大的争议，一般都是遵循《灵枢》中的介绍。但对于奇经八脉，如果大家之前读过《内经知要》的话就会发现，这里

的奇经八脉，只讲了任脉、督脉、冲脉、带脉、阴跷脉、阳跷脉 6 条经脉，而对于阴维脉、阳维脉没有介绍。对于这部分内容，除了要读《内经知要》里十二正经、任督二脉的介绍以外，还得参考《难经》里有关奇经八脉的内容。

这部分内容需要记忆的东西比较多，可以像秦老那样一经一经地往下背。这可能比背英语单词要难，但毕竟就这么点文字，所以尽可能按原文背。除去原文以外，在《中医基础理论》《针灸学》里都编了不少经络歌诀，如果大家背原文时感到枯燥的话，也可以背背教材里的那些歌诀。如果觉得背这些歌诀还比较困难的话，在《医宗金鉴》里有针灸心法要诀，对于十二经的走行以及任、督、冲、带脉等的运行都有比较顺口的歌诀，可以拿来阅读。

这些条文，我就不跟大家讲了，因为不管是秦老的解释，还是《内经》中的原文，理解起来都不是十分困难。对于经络这部分内容，如果是想认真学习针灸的同学，对自己的要求应该更严格一些，所有涉及经络的走行，它的起止穴位，它的主要穴位都应该熟悉、掌握。因为搞针灸也像中医大夫开方子一样，针刺之前得组个方，对经络所在的主要穴位的名字、部位及作用都应该清楚。如果对这些不了解，就像中医大夫对麻黄、桂枝等的药性都记不住一样，那针灸也就没法搞了。专门学针灸的同学，除了学习经络以外，还有一门课叫《腧穴学》，也应该好好学习。《腧穴学》这门课，是把十二经以及任脉、督脉等主要经脉上的穴位都逐一做了介绍。只有对每一个穴位，尤其在经络中的井、荥、输、经、合这些重要的远端穴位都熟练掌握，才能在临床应用得好。

学习经络这部分内容时，除了阅读《内经》《难经》《针灸甲乙经》外，还可以读读元代滑寿的《十四经发挥》。为什么叫《十四经发挥》呢？它是把十二正经，再加上奇经八脉里的任督二脉，并称为"十四经"，这是突出强调了任脉、督脉在经络里的重要作用。明代的李时珍有一部书叫《奇经八脉法》，专门谈奇经八脉，也是一本好书。现代中医教材里有关奇经八脉的内容，基本取材于《奇经八脉法》。

　　李中梓在《内经知要》中对奇经八脉的走行也有精辟的论述，尤其是对奇经八脉的任、督、带脉有很长一段论述，同时对李时珍的观点也做了详细介绍。但在秦老的这本《内经知要浅解》里，这部分内容都删减掉了。如果要学习掌握这部分内容的话，也应当找来原著，认真读读李时珍和李中梓的观点。

二、十四经脉与河图洛书的关系

　　十四经确实是中医学里非常重要的内容。因为对于十四经的起止，书上已经讲的比较清楚了，这里重点讲一下十四经与《周易》河图洛书的有机联系。

　　河图洛书里有乾、兑、离、震、巽、坎、艮、坤（图 3）。乾为天，坤为地，兑为泽，离为火，震为雷，巽为风，坎为水，艮为山。大家注意，督脉起于胞中，沿着人的后脊柱一直到人中穴，这是它的主要干线。中医认为"背为阳，腹为阴"，故督脉统领一身之阳气。而任脉起于胞中，沿着人体的腹部的正中线循行，止于承浆与督脉相交，任脉统领一身之阴气。在十二经脉里分三阴三阳，三阴三阳又分手和足，这就变成了十二经。三阴，就是太阴、少阴、厥阴；三阳，是太阳、少阳、阳明。这就是我们常说的十二正经。

　　督脉统领一身之阳气，任脉统领一身之阴气，十二经实质上反映着阴阳气的多少。如果把人看作是一个小天地的话，那乾就是天，而坤就是地。我们一开始就讲到，人是生活在天地之间的，人是天地的产物。那么除了天地以外，还剩下六个阴阳多少的变化。这六个变化，从它们卦的符号就能看出，如果这代表的是阴爻，这代表的是阳爻的话，那么它们就反映着阴阳气的多少。根据这个图像（图 3）看，兑卦所对应的就是手太阴肺经与手阳明大肠经，与离卦相对应的就是手少阴心经与手太阳小肠经，与震卦相对应的就是手厥阴心包经和手少阳三焦经，与巽卦相对应的就是足厥阴肝经与足少阳胆经，与坎卦相对应的就是足少阴肾经和足太阳膀胱经，与艮卦相对应的就是足太阴脾经和足阳明胃经。

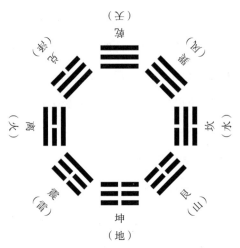

图3　先天八卦示意图

按照《周易》的八卦看，这边是阳（阳爻），这边是阴（阴爻）。从太极来看，这边有个黑圈，这边有个白圈，白圈代表纯天，黑圈代表纯地。以乾为主的乾、兑、离、震，除去乾代表纯天以外，兑、离、震都属于阳爻的范畴，阳爻所有范畴的经脉都在手上，都在上肢。脐以上为阳，脐以下为阴，所有上肢都为阳，而在阳爻系统中的兑、离、震所对应的六个经脉都是手经之脉。膝以上为天，膝以下为地，阴爻巽、坎、艮都同归于坤卦，属于阴爻这一范畴的经脉都在下肢，都是足经之脉。从相对的角度看，手太阴肺经兑卦和足太阴脾经艮卦相对，坎卦和离卦相对，震卦和巽卦相对，就形成了这样一种格局。这个格局反映了古代经络理论和《周易》理论如出一辙，所以古人说，不通《周易》不可为大医。

人的经气起于手太阴肺经，终于足厥阴肝经。从手太阴肺经→手阳明大肠经→足阳明胃经→足太阴脾经→手少阴心经→手太阳小肠经→足太阳膀胱经→足少阴肾经→手厥阴心包经→手少阳三焦经→足少阳胆经→足厥阴肝经，然后再从足厥阴肝经回到手太阴肺经。这就是十二经正常的传递顺序。

经络这部分内容，后人按照十四经去归纳，其实主要是强调了任督二脉，主要讲的是十四经的运行规律。那奇经八脉是干吗的呢？教材里面讲到，如果说十二正经是渠道，是气血通行道路的话，那么奇经八脉就像湖泊、湖泽，当十二正经运行的气血多余的时候，就会注入湖泽里储存；当十二正经运行的气血不足的时候，这个湖泽又会起到补充、滋润的作用。这个比喻基本上就反映了它们之间的关系。

三、冲脉与带脉是先天与后天的关系

在奇经八脉中，除了十四经里的任、督二脉外，还有冲脉、带脉，它们也有非常重要的作用。民国时期，四川有个著名的老中医叫陈鼎三，他对此有比较精辟的论述："督脉在背，总统诸阳，属人之先天；而任脉在腹，总统诸阴，属人之后天。""冲脉，起于胞中，由后天以交于先天，肾者也。""带脉，出于肾中，以周行体内，由先天以交于后天，脾者也。"仔细分析一下这几句话，他所说的先天与后天的关系就可以看得很清楚。先后天指的是什么？先天指的是天，后天指的是地，而冲脉与带脉则起到了天地之间交汇的作用，所以奇经八脉中的这四条经脉在临床上最常用。希望大家在学习经络这部分内容时，除了十二正经应该有比较深刻的理解以外，对奇经八脉里的任、督、冲、带这四条经脉也应该多了解，这样更有助于对中医经络学说的理解。

任、督、冲脉同起于胞中，它们是"一脉三支"，一个是后面走，一个是前面走，一个沿着两侧，散于胸中。而对于带脉，有人说带脉起于脾胃，也有人说带脉起于肾中。我比较倾向于带脉起于肾中，沿着人的腰绕一圈。带脉得病的时候，"腰溶溶如坐水中"，而且带脉和妇科病中的带下病有密切的关系。因此，在治带下病的时候无外乎从脾和肾这两脏考虑，这对临床有比较好的指导作用。

陈鼎三老先生有一个学生叫江尔逊，在乐山中医院当主任。我手里的这部书叫《医学探源》，就是陈鼎三赠送给江尔逊的。陈老先生在世的时候，这本书只有影印版。他1960年逝世后，其学生系统地把老师的讲稿加以整理，由四川科学技术出版社出版。如果有机会大家可以读一读，一定会获益不少。这本书非常

简洁，从基础和临床进行了阐述，其中有关经络的解释对临床特别实用。

四、经络学说的价值

对于经络这部分内容，我虽然不是专门从事针灸推拿的医生，但对于重要穴位的主治以及每条经的起止穴位都能掌握。临床中完全运用针灸处方治病是不容易的，所以对于整个经脉的走行，大家除去记住这十二经和它们之间的相互关系以外，还要特别注意十二经的走行规律，即手的三阳经都是从手到头，手三阴经都是从胸走手，足三阳经都是从头走足，足三阴经都是从足走胸腹。如果大家掌握了这个循行的基本规律，对提高临床疗效会有帮助。

中医经络学说，对于学针灸推拿的同学来说，是最基本的工具，包括我们前面讲的这些中医基础理论，不单纯是要从理论上去理解它，熟记它，而且要在临床实践中去使用它。在掌握了整个经络的运行规律后，对于诊断疾病、认识疾病、治疗疾病也确实是有作用的。比如，为什么说"头为诸阳之会"呢？是因为手三阳经都是从足到头，足三阳经都是从头到足，手足的阳经都在头交会。临床上诊治头痛时，凡是前额痛，病在阳明；两侧痛，病在少阳；后脑痛、两侧肩膀痛兼枕骨痛，病在太阳。在阳经循行的这些头上部位的反应还是比较明确的。门诊遇到头痛患者时，西医可能就是去检查，然后判断到底是神经性头痛还是血管性头痛。中医大夫则常常会问患者具体哪里痛，首先要判断头痛的性质，是外感头痛还是内伤头痛，这两种头痛有各自不同的特点。比如风寒头痛，它的特点是头痛持续不解；如果是湿热性的头痛，除了头痛以外还伴有头重如裹的感觉。而内伤头痛的特点是时作时止，疼痛与休息、情志有密切关系。所以中医在看头痛的时候，首先想到的不是神经性头痛或者血管性头痛，而是要分析是外感头痛还是内伤头痛，确定之后再进一步从头痛的部位来确定是哪个脏腑、哪条经络的病变，然后再处方用药。

第二十讲　经络学说的临床应用

一、经络的循行与疾病的诊治

大家在读经络篇的时候要特别注意一些比较重要的概念。比如"脾之大络入于心"，脾之大络常常与心下的虚里穴有关，在临床上则与心气虚、心阳虚患者的表现有关。心气虚、心阳虚的患者常常在虚里这个地方出现异常，气一动，心一跳，虚里这个地方也跟着动，这样的患者与脾之大络有密切关系。从脏腑关系来看，脾属土，心属火，这二者有着火生土的相生关系，所以临床上对于这类心气不足的患者要特别注意，不要过于用芳香燥湿理气的药。昨天我门诊就遇到一个心气不足的患者，心动过缓，一分钟跳 50 多次，才 30 多岁，稍微多吃一点，就喘不上气。其实道理很清楚，吃多一点，土就壅塞，会出现土气不足，就要借助火的力量。中医说，火生土，土没劲以后就要借助火的力量，本来就心气不足，心阳不足，再加上土要借助心火的力量，因此心慌、胸闷、气短等症状就明显加重，所以治疗时就得注重健脾益气。可见"脾之大络入于心"，实际上和藏象密切相关。

临床上若能掌握好经络的循行，对于诊断疾病，认识疾病确有好处。比如西医所说的冠心病、真心痛的患者，除了出现心前区不适，经常还伴有两个手指麻木，或者沿着手少阴经循行的地方有疼痛、麻木的感觉。就算不做心电图，不用心电图来加以诊断，中医用这种循经诊断的方法也可以取到事半功倍的效果。临床诊病时，尤其是患者在四肢出现症状的时候，一定要联系到经络。有时会碰到患者说："我就是大脚趾头麻。"这种情况肯定与肝、脾两经有关，因为肝、脾两经都是从足大趾出来。又比如这个患者"面色缘缘正赤"者，那多半是阳明经有热，为什么呢？因为足阳明胃经就在脸部，所以阳明经有病变，特别是阳明经有热的时候，就会出现明显的"面色缘缘正赤"。再比如，临床常会遇到"项背强几几"的症状（《伤寒论》太阳病篇），这就是太阳经腧不利所引起的。少腹跟肝经、肾经的关系最密切，遇到少腹痛或前阴病的时候，就要考虑为肝肾两经的病变。还有像带状疱疹，常痛在两胁，因为两胁是肝经循行的地方，所以带状疱疹常与肝胆两经有关。可见，在熟练掌握经络学说之后，能将经络与脏腑病变相联系，对于更好地认识疾病，提高诊治疾病的水平有很大好处。只有确定了病变脏腑的部位和所在经络病变的部位，才不会头痛医头、脚痛医脚。

二、经气运行与十二时辰密切相关

十二经脉的运行遵循一定的规律：从手太阴肺经→手阳明大肠经→足阳明胃经→足太阴脾经→手少阴心经→手太阳小肠经→足太阳膀胱经→足少阴肾经→手厥阴心包经→手少阳三焦经→足少阳胆经→足厥阴肝经，然后再从足厥阴肝经进入肺经。除去天与地以外，如果在《易经》八卦中把十二经脉与十二时辰一一对应，那它们的规律归纳如下：寅时是3~5点，卯时是5~7点，辰时是7~9点，巳时是9~11点，午时是11~13点，未时是13~15点，申时是15~17点，酉时是17~19点，戌时是19~21点，亥时是21~23点，子时是23~1点，丑时是1~3点。3~5点寅时，肺气最旺；5~7点卯时，大肠经气最旺，很多人早晨起床后都会去上厕所，就是因为那个时候大肠经气最旺。从经络的循行看，十二经气是起于手太阴肺经而止于足厥阴肝经，从一天十二时辰里可以找出相对应的规律，从手太阴肺经进入手阳明大肠经时，从寅时到卯时，正是兑卦。从9~11点到11~13点是从脾经进入心经，手少阴心经→手太阳小肠经→足太阳膀胱经→足少阴肾经，这时候离卦与坎卦相对；手厥阴心包经→手少阳三焦经→足少阳胆经→足厥阴肝经，震卦与巽卦相对。当你掌握了十二经气运行的规律后，就会知道在什么季节会出现什么样的变化。临床上碰到有肝胆疾病的患者时，你问他啥时候会醒？通常患者都会说1~3点。因为1~3点丑时是肝气最旺的时候，这儿的气血不通，就睡不着，所以肝气不畅的患者通常在 1~3 点的时候会醒，而到了 3~5 点的时候又可以睡个回笼觉，因为在 3~5 点时金气最旺，肺属金，金气一旺就能克制肝气，就自然又睡着了。可见，人体的经气运行与十二时辰密切相关。古人非常强调睡好子午觉，因为午时心火最旺，是从阳入阴的时候，子时是从阴入阳的时候，这两个时候都是大变化的时候，所以一定要注意休息。并且还有"过午不食"的说法，古代的中国人就吃两顿饭。

三、有关子午流注法

这里不得不提一下已失传的子午流注法。曾经有个日本学者问我，中国现在还有没有按照子午流注法治疗的医师。我说恐怕已经找不到这样的老师了，骨伤学院有那么一两个老师，但临床是否严格按照子午流注的方法去治疗就难讲了。现在对于经络与子午流注法这部分的内容讲的越来越少，许多理论都被作为迷信而废掉了。近代倒有许多老中医用这个理论和方法来治病，也能取得较好的疗效。这提示我们，特别是从事针灸的同志，还值得深入研究，不要轻易丢弃。

最近我碰到这样一个患者，他今年三月二十几日的时候出现头痛，那时正是初之气进入二之气的时候；到了五月二十几日的时候头痛加重，正是二之气进入三之气的时候，是少阴君火进入少阳相火的时候。所以我推测他在七月二十几日还得痛一次，因为那是由三之气进入四之气的时候。这种情况常常出现在节气相交的时候，通常身体好的人是感觉不到季节变化的，但身体差的人就比较敏感，季节交替的变化在慢性病里体现得更多。

在掌握了经络运行的起止之后，可观察到某些疾病可能存在相应的压痛点。如胃痛、脾虚的患者在脾经穴位处出现压痛点，咳嗽的患者在肺经的穴位上有压痛点，目前对于这方面尚缺乏深入的研究。此外，如果搞针灸的同志不去研究气血的运行、经络的运行，就像《内经》所说"神乎神，客在门"，只有掌握了经络运行规律，就像神到了门口，还没进去就已经感受到了。中医所讲到的"迎随补泻"，与气血的运行流注密切相关，目前对经络的流注未有深入的探讨，需要我们很好地去研究、继承，充分利用这个规律辨证取穴，疗效才能更好。

四、经络学说与六经辨证

我们在学习经络学说内容的时候，还要注意其与六经辨证的关系。一般认为，六经学说是从经络学说分出来的。《伤寒论》中的六经，是指太阳经、阳明经、少阳经、太阴经、少阴经、厥阴经。从六经病的提纲看，六经辨证与经络的运行密切相关。比如太阳病有典型的头项强痛的症状，头项的头指的是头顶，项指的是脖子，头项是太阳经循行的部位，所以头项强痛与太阳经腧不利有关；阳明胃经循行到脸部，所以出现"面色缘缘正赤"时，与足阳明胃经有关；少阳经循行于身体的两侧，所以少阳病的时候会出现两胁胀痛；太阴脾经经过人体的腹部，所以腹痛常与脾经有关；少阴经虽循行于前面，但少阴病常出现腰痛，因为腰为肾之府，少阴属肾，络膀胱，所以出现腰痛、脉微细、但欲寐这些与少阴经有关的症状；厥阴经所出现的寒热交替，是因为厥阴经正好处于阴尽阳升的状态，外常跟呕、哕、逆有关，这与厥阴经的运行密切相关。我认为从《素问·热论》（伤寒一日，太阳受之；伤寒二日，阳明受之；伤寒三日，少阳受之）到《伤寒论》，反映出经络与六经辨证的关系，当然它们之间只是有一定的联系，而不是完全的联系。

在《伤寒论》中，六经是按照太阳经、阳明经、少阳经、太阴经、少阴经、厥阴经这种规律去传经，这种传变规律与运气学说的规律也是一致的。《伤寒论》中的六经不单纯是经络，它与运气学说、气化学说均有关。陈炳章老师是经方派的代表，他认为从运气学说入手，比从经络入手去研究经方会更深刻，尤其三阳病的症状与经络密切相关。凡是四肢的经络都是阳在外，阴在内，太阳循行于背，少阳在两侧，阳明在内侧，而表里之间的关系就是阴阳的关系。比如寒邪从外受之，不是从里发之，这点证实了"背为阳，腹为阴"的观点。

诊法篇

第二十一讲　色诊与望诊

咱们接着讲诊法，望、闻、问、切是中医的四诊，李中梓先生在这里单列了"色诊"和"脉诊"，色诊就是用望法来诊断形体和内脏的病变，而望诊的方法有很多，这里是用望色来概括其他。

一、五色应五脏，脏腑肢节应于面

按照中国传统文化的观点，西方属金，金气对应的颜色就是白色，西方金气较重，西方人都独来独往；中国为中土，中土为黄色，咱们中国人就比较敦厚，喜欢合伙干事。我们中国人多食五谷杂粮，以食谷为主，中国人是"谷神不死"啊！西方人则以肉食为主。在动物界，食肉的动物多是独来独往的，老虎啊、豹子啊，没有合群的；而吃谷物的牛啊、羊啊，都是一伙一伙的。在第一节里就说了，人与自然界是一个统一体，人是万物之灵，是自然界中最高级、最伟大的生物，但毕竟人是万物之一，不是脱离了地球的神仙，所以中国人以黄色为主。

给中国人看病的时候，首先要看黄的颜色是不是正常的，如果黄得像黄土似的，那首先得想到是不是有脾胃的问题，通常脾胃不好的、脾气虚的人，面色都有黄而枯的感觉。临床上碰到一些患者，特别是因为脾气虚而造成胃痛、腹痛的患者，常常在黄色中带点青色。为什么呢？大家知道，青主肝，肝属木，脾属土，肝脾不和的时候，出现肝气旺而土气衰的那样一种病理状态。看到这样的患者，在治疗胃痛的时候，就不能单纯考虑脾虚因素。从患者的颜色看，如果是黄色中带点青色，黄色与青色之间有着相克的关系，从中医讲就是木克土的关系，所以不管是行气还是健脾，都要考虑疏肝。如患者说老是吃不下饭，吃了就胀，冷一点也疼，热一点也疼，这时就要看黄的色泽，是有神还是无神，黄色中有没有枯黄或萎黄。如果黄色中有枯黄或萎黄，说明脾胃功能已经很弱了。另外还要看有没有兼色，如果黄色中又兼有青色，那会存在肝郁克脾土的关系。

举这个例子是为了说明什么呢？在望诊的过程里面，首先我们要看东方人的黄色，患者不管是脸黑点，脸白点，脸红点，脸青点，还是脸黄点，主要是要看患者这个黄有没有神，如果黄中有神就说明这个病不重。如果黄色中出现了兼色的时候，那么它们之间就存在五行相克的关系。另外，我们常看到有些肾衰竭的患者，同时伴有腰疼、腿疼，这些患者通常是黄色中带点青黑色，尤其是黄中带黧黑色，这种黧黑色的患者要注意什么呢？一定要注意肾气，因为脾胃属土，肾属水，这两者中有土克水的关系。

在望诊的过程中，我们需要做出正确的判断。首先要判断主色有神无神，其次要判断主色与兼色的关系。这两点如果能把握住的话，那么在望诊时就能捕捉到一些重要的信息。此外，还要注意，不应单纯望颜面的颜色，还要知道五脏六腑在颜面的相应部位。对此，《内经知要》有详细的介绍。李中梓画了一个图。在这个图中（图4），首面就是额头上面，这个地方是看人的面目，往下一点的这个地方是看人的咽喉，双目之间是看人的肺，山根部位是看人的心，鼻尖是看脾。你看五脏都在中间，分布在鼻子和鼻梁。鼻尖是代表脾，鼻孔两侧高起的地方是代表胃。临床上看到有的患者鼻尖红了，十有八九是脾胃经有热，这是非常明显的。肺分布在两个眉宇之间，鼻梁根部的山根代表心，鼻梁的中线代表肝，肝的两侧是胆，在人中这个部位是膀胱和胞宫，眼睛皮下的这两个部位代表肾。这个图在很多出版社出版的《内经知要》中是有的，但在《内经知要浅解》中被删掉了。这个图把《内经》原文中的颜面哪个部位代表什么脏器描述的比较清楚，建议各位同学可以把这个图中主要的脏腑部位记住。至于大肠、胳膊或者腿的部位，大家了解就可以了。按中医的理论，五脏六腑是最重要的，所有的疾病与五脏六腑的关系最为密切。

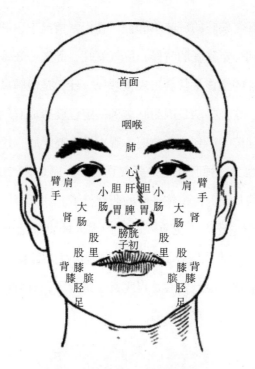

图4　脏腑肢节应于面示意图

二、望诊在儿科特别重要

望诊这部分内容在儿科临床特别重要，尤其是在处理小儿热性病、急性病的时候，有经验的儿科大夫一看到小孩就知道有什么病。为什么呢？因为小孩跟大人不一样，七情病比较少，主要是外受风、寒、暑、湿、燥、火以及饮食不节等疾病，而肠胃病大多表现于颜面。偶尔我们会看到有些小孩突然受惊吓以后，山根这个部位是青的，这时要注意祛风、安神、除惊。小孩如果整个颜面处于红赤状态的时候，这就是我们常说的外感病，一般与阳明经热有关。眼睛下面的四白穴是阳明经分布最多的地方，当阳明胃经有热的时候，小儿会满面通红，所以一般会考虑为阳明经热盛，治疗就要从阳明经入手。

如果小儿面色萎黄，黄中带青，这是儿科常见的小儿疳积。这种小孩常常胳膊细，肚子大，脑袋大，脸上一般都会出现萎黄兼青的颜色，说明脾气虚，并且由于脾气虚而造成肝气偏旺的肝脾不和证。在正常情况下，肝脾之间有着相互协调的作用，但脾虚到一定程度的时候，肝气就旺，肝气一旺，风证就出来了，所以许多疳积或者脾虚的小孩常常会出现慢脾风。什么是慢脾风呢？就是小孩子会自觉不自觉地抖动，这种抖动是因为脾虚到一定程度造成肝气偏旺所致。中医说"诸风掉眩，皆属于肝"，遇到这种情况，脾虚是主要矛盾，这时候健脾是主要治法，而不是泄肝，因为这种肝旺不是肝气真的旺，而是脾气虚造成的肝气偏旺。这时候只要在健脾的基础上，少佐平肝的药就行了。

我觉得小儿的望诊比大人更重要，因为大人的思维健全，可以主诉很多东西，但小儿主诉不了。古人说小儿是哑科，所以就更需要大夫用自己的眼睛去看，比如小儿妈说他这儿疼，到底是胃呢，还是肚子，有时候小孩自己也说不清楚。望诊在儿科的应用是非常重要的。

三、望双眼，知疾病

望诊还有一个很重要的内容，这是《内经知要》里没有详细介绍的，是什么呢？就是望眼睛。中医认为，眼睛是和五脏直接联系在一起的。它们之间是什么关系呢？上下眼皮均属脾，眼白属肺，黑眼球属肝，瞳孔属肾，内外眼角的血络属心。这部分内容，作为一个临床医生也要特别注意。临床上，患者进来的时候，我们一看眼睛肿得像卧着蚕似的，说明什么呢？脾是属土的，脾的特点是主湿而恶湿。主湿是指主运化水谷之精微，恶湿是指土要是添上了水，就成了泥巴，就没有升清降浊的作用了，所以中医把脾总结为主湿而恶湿。当上下眼睑肿的时候，要首先考虑到它和湿邪之间的关系，"饮食入胃，游溢精气，脾气散精，上归于肺，通调水道，下注膀胱"，可见在水液代谢的关系中，最中心的环节是脾，其次是肺和肾。当体内一旦出现水气的时候，首先要考虑脾的运化功能好不好，肺的宣发肃降功能好不好，肾司二便的功能好不好。这种患者，中医辨证一般属于"风水"，用越婢加术汤效果非常好。越婢加术汤用麻黄、白术、石膏、甘草、姜、枣，这绝对不是从肾去论治的，西医可能是诊断为肾炎、急性肾炎。中医为什么用越婢加术汤呢？石膏和麻黄入的都是肺胃经，白术、甘草、姜、枣入的都是脾胃经，中医治疗不是单纯从肾去治疗，而是要考虑到脾、肺、肾三者的关系。当肿在三焦的时候，重点要考虑脾与肺，这在中医的望诊中是至关重要的。现在很多大夫只要一看患者眼睛有点肿的，就说先化验一下，验小便看看怎么样，是不是有肾炎。中医大夫的诊断依据是什么呢？眼皮肿，首先跟脾的关系最密切。中医认为，上半身肿的时候多责之于肺，全身肿的时候多责之在脾，下肢肿的时候多责之于肾。

此外，当眼白部位布满红丝的时候，大多是肺经有热，治疗要考虑肺。当眼白出现黄色，西医讲是肝炎，中医则认为是跟湿热有关。当黑眼球出现问题的时候，首先要想到它和肝之间有没有联系。而瞳孔的变化则直接反映肾的变化，当人死的时候会出现瞳孔散大，这和肾气衰竭有直接的关系。

四、舌象直接反映五脏六腑的变化

舌诊是后世逐渐发展起来的，日益成为中医望诊中一个很重要的内容。中医常说，"心开窍于舌""舌为心之苗"，在藏象学说里，"心为君主之官"，五脏六腑与心之间的关系是最密切的，而舌象常常能够反映着人体脏腑的变化，这种变化不管是外感病还是内伤病，在舌诊上都有反映，而内伤病反映得更多一些。对于外感病来说，舌象在温病中反映得更多一点，而在一般伤寒感冒里则没有什么明显变化。

在望舌的时候，首先要知道舌的不同部位所对应的脏腑。舌大致可以分为舌尖、舌中和舌根三部分：舌尖反映心和上焦的病变，舌中反映脾胃的病变，而舌根部反映肾的病变。另外，舌底的两侧常常反映肝胆的病变，对于这些部位一定要熟练掌握。

可能有些同学会有疑问，中医的舌诊里面怎么没看到肺啊？书中确实没有介绍舌诊与肺的关系。大家知道，我们看舌象，首先应该看的是整个舌的舌质，观察一下舌的质地是怎样的。舌质，常常反映了人体精血的情况。因为肺是主气的，而其他的几个脏腑跟精血的关系更为密切，所以在舌的部位划分上没有提到肺。那怎么看肺气的旺与不旺呢？主要就考察舌质的老嫩和胖瘦。

刚才讲了舌头的不同部位对应特定的脏腑，而在具体的望诊过程中，一般首先去看舌质，其次看舌苔。正常的舌质是淡红的。如果舌质特别红，常常是主热的；如果舌质淡，常常主寒。这种寒热在舌象上的区别是很明显的。如果舌质发暗，整个舌质紫暗，不只有寒，而且有瘀，这个瘀主要指血瘀。如果舌质暗而不红，那么一定要考虑这个患者体内有瘀。如果舌质出现深紫色，紫而干红的时候，常常是热入营血，当然还是要结合脉象；如果是紫而胖嫩，这种舌象常常指水湿、阳虚水泛。

在看舌质的时候，还要结合舌质变化所在的部位。如果是舌尖部分红，中医常常认为是热在三焦，或热在心；如果是舌质两边红而干，常常是肝胆经有热；如果舌中心红而干，常常说明胃经有热。

此外，还要看舌的状态，就是要看舌是胖舌还是瘦舌；舌质是苍敛的，还是鲜嫩的。一般来讲，除去颜色外，舌体的胖瘦直接反映着体内气血的盛衰。如果一看那舌头，比别人的又胖又大，边上还有一个个牙齿印，即所谓舌体胖大边有齿痕，不用说，他首先是脾气虚，湿气盛。正常情况下，气和水之间有着联系，气为水帅，气行则水行。当中气不足，脾气虚的时候，体内升清降浊的功能失调，常常使得体内水湿不运。当水湿停滞的时候，就会出现胖大的舌体，而且胖大的舌体边上还有齿痕，所以治疗应从调气入手，从健脾入手，去解决水湿过盛的问题。如果舌体很瘦，比正常人要瘦，说明精血不足；如果是瘦红，除了精血不足以外，可能有点伤津；如果是瘦红而干的时候，那是阴虚有热伤津，那么养阴清热生津就成了治疗的关键。舌质的老嫩，好像比较难说，但很多时候能分别出来。患者一伸舌头，整个舌头像锉子锉过一样，舌蕾特别大，一看就不是很鲜嫩的。这种苍敛的舌象，常常表现为气郁痰湿。如果说胖嫩的舌是主水湿的话，那这种苍敛舌是主气郁，治法上就要调气化痰。正常情况下，嫩舌应该是鲜红而嫩的，比如小孩的舌是鲜红而活的。正常人嫩舌应该是看上去嫩而不光，如果本身是很嫩很嫩的舌头，就要注意判断是不是津亏严重所表现出来的征象，因为气血大亏的时候往往也可以出现这种嫩舌。中医在遇见这种嫩舌的时候，常常注意益气养阴、益气生津。这是望舌质要注意的主要内容。

除去望舌质以外，还要注意望舌苔。望舌苔在《内经》里讲的不多，从《伤寒论》开始，才出现了许多有关望舌苔的内容。正常舌苔应当是在舌的表面覆有一层薄薄的白苔，这种薄白苔是脾胃之气的正常反映，不管是大人还是小孩都有，包括刚出生的小孩。中医说脾胃为后天之本，有没有胃气的存在，脾胃的功能是否正常，首先就要看舌苔，而这层薄白苔说明体内的消化、排泄都处于一种正常的状态。如果舌苔出现黄、白、黑、灰这几种苔时，说明体内的功能处于一种异常的状态。大体可以归纳为白苔主寒，黄苔主热，黑苔非大热即大寒。如果看到舌质变化不大，而舌苔出现白苔，以白而厚为主时，应注意脾胃湿气重，再重就会出现白而腻的苔。如果主色是白，出现白而腻的时候，我们主要从寒湿的角度考虑，但如果主色是白腻同时兼见黄色的时候，要注意湿郁化热。中医有个理论叫"六郁皆易化火"，水湿、气血、痰食郁久了都可以化热。湿邪郁久了之后，就会化热，如果出现了化热倾向，在燥湿除湿的同时要考虑清热。在望舌的过程里，如果出现了白苔、白厚苔、白苔兼黄的时候，要注意到体内的湿邪；如果出现黄苔的时候，常常跟火热、湿热有关。当出现黄腻苔的时候则是湿热并重，那么在治疗时，除去燥湿、利湿以外，清热是必不可少的。

如果出现单纯白苔有点化火的时候，湿邪一化，火就容易清了，这时候化湿是主要矛盾。寒湿的性质是以寒为主，但湿邪黏腻，湿邪停留在体内，尽管已经出现了由湿化热的状况，但寒湿是本，化热是标，具体用药时要非常注意寒湿的温化。这时候如果过用苦寒清热的药，就不利于寒湿的温化，所以主要矛盾是解决化湿，湿邪一化，热就退去了。但如果这时候你觉得化热了，就加点黄连之类的来清热，会发现越清越重，因为这是本末倒置。这种情况在临床上要特别小心，中医说"治病必求于本"，这种舌象虽然有化热的征象，但由于主要的矛盾是湿，湿邪一化，热就清掉了。这种患者临证时稍微一疏忽就容易出现误诊误治。

前些时候，我在门诊看了一个患者，舌苔黄厚腻，湿热并重，可怎么给他用药都清不下去。从中医角度看，对于这种湿热并重的舌苔，治疗上通常会用大柴胡汤、三仁汤之类的去燥湿、化湿、清热，或者小柴胡加石膏汤，怎么用都会有效。但这个患者不一样，今天清一点，明天又上来一点了。那天我在出诊的时候再详细询问患者的病史，患者说20多年前得了肝病，后来治好了，但湿热总是不退，而且老是加重。那天我就一边详细地问诊，一边观察患者的脉象。这个患者告诉我一个现象，这20多年来，他一年四季都得穿袜子，睡觉都得穿袜子，他说只要一不穿袜子，就会感冒，就算是三伏天也得穿袜子睡觉。我当时脑子在琢磨这个现象，老穿袜子说明他阳虚，因为寒从下起，肾经的涌泉及三阴经的穴位都起于脚，一不穿袜子就感冒，看电视也把袜子穿着，那么就说明是阳气虚造成了水湿不化，再夹有肝热，就形成了现在所看到的湿热。原来一味地去清肝热，阳虚问题没解决，水湿在体内不化，就会出现今天清一点明天就又起来了。发现了这种情况以后，我重新辨证，调整了方药，不再用柴胡剂，而是用了乌梅丸。乌梅丸是寒热并用的药，它里面既有大热的附子、干姜、蜀椒、细辛，又有大寒的黄连、黄柏，患者吃了7剂，舌苔明显地比以前化了。

这个病例说明什么呢？说明了中医大夫不是神仙，他在望诊的过程里，要不断地思考，判断自己看到的现象，是不是能反映现象背后的本质。中医大夫一定不可一遇黄苔就是湿热，一遇白苔就是寒湿，临证切不可掉以轻心。从这里可以看出，中医在诊断时必须四诊合参，作为大夫，哪能知道患者一年四季都穿袜子，睡觉的时候也穿袜子呀，这些情况都要通过详细的问诊才能了解，患者才有可能告诉你。特别是对于这种看了很多次的患者，要是湿热老是清不退的时候，就得考虑辨证是不是有问题。因为中医大夫常常有这种感觉，开的这个药方，如果特别对症的话，患者喝药就像喝糖水似的，特别好喝。但有的药方只喝了一剂，就再也难咽进去了，那这个药绝对不是很对症的，这在临床上是可以验证的。

五、望而知之谓之神

《内经》说"望而知之谓之神"。扁鹊具有能洞见五脏六腑的功能，我们虽然不能成为扁鹊那样的大医，但起码对人的五官变化、五色变化要掌握得非常熟练，而且还要能鉴别出是生理变化还是病理变化。比如像夏天来诊的患者，脸红是不是因为刚从外面太阳下走进来？而那个走进来脸色苍白的患者，是不是刚从空调房中走出来？这些常识你如果不了解的话，根本没法正确辨证。

临证时，要特别注意患者所隐藏的假象。一般来说，人在春天的时候，常常带点青色，夏天带点红色，秋天带点白色，冬天带点黑色，这都是正常的现象。因为春天的气血是从内向外走的过程，这时候落叶树长新，作为天地产物的人会出现一种青色，这不奇怪。夏天气血到外边来了，外边气血非常充盛，里面不足了，因为气血充斥在外，所以外面表现出一种赤色。秋天呢，气血开始从四肢往里面走了，外面就显白色，这也不奇怪。冬天的时候，人的气血全闭藏在里边了，外边处于一种紧凑的状态，我们知道树皮一缩就成黑色的了，所以出现黑色也不奇怪。中医的望诊，不是简单地记住哪个部分对应哪个脏腑，不是记住什么红主实、白主虚、黄主热、白主寒就完了，而是需要在掌握了一定原理的基础上，不断地去细心观察和体会。

中医的望诊，首先是要望颜面，同时要注意看眼睛，看舌头。在舌诊的时候，要特别注意舌底的那两条筋，正常人把舌头卷起来以后，在舌底下有两条血管，这个你要经常注意观察，舌底络脉在咱们的中医书里很少提及。记得我在辽宁跟诊一位老中医，他是一个很有临床经验的老师。他在看病的时候，几乎都要看一下每个患者的舌底。他说舌系在下面，表现为不同的颜色，比如红色、紫色、青色，这种变化非常重要。如果一个人舌底下是红黄相兼的颜色，那说明病得不严重，起码体内没有瘀滞；当出现紫色的时候，要注意血瘀；如果出现青紫并且发暗，这时候要注意是不是会出现病重、病危。

望舌时，一定要让患者张开嘴巴，自然地将舌头伸出来，不能太用力，用力过猛会影响舌头本来的颜色和形态。本来是个胖舌头，用力一伸的话，可能就变成了瘦舌头了。患者往往不知道，作为医生就要及时提醒，如果第一遍没把握住的话，还得看第二遍，别嫌麻烦。如果这时候怕麻烦，判断不准，那下一步的诊断就更麻烦了。

有关望诊这一部分内容，就先讲到这里。因为望诊这部分内容在《内经知要》里讲的相对比较简单，我就展开了一些来讲。现在有关中医诊断学的书有不少，但这些书跟咱们现在很多中医大夫看病相似，常常是只分型不辨证，很多书把一节一节都分得挺细的，但与临床的情况常常不符。其实，临证时是需要综合考虑分析的，特别是在望诊的时候要不断地睁大自己的眼睛。比方说腹痛的患者是什么脸色？痛得最厉害的时候是什么脸色？而正常人又是什么脸色？一定要让自己的眼睛经常处于和自己的思维紧密结合的状态。即使平时不看病的时候，你最好也能什么人都好好观察一下，只有平时不断地观察男子是什么状态，女子是什么状态，什么叫有神，什么叫无神，真正到了看病的时候，才能够知常达变。只有在知道了正常人的状态以后，再看患者时才能发现疾病特征，这样才能不断地提高鉴别诊断的能力。

我没按《内经知要》的原文来讲望诊的内容，因为除了李中梓先生节选的《内经》里面的观点以外，历代著名医家对望诊的内容也在不断地丰富。比如温病学对急性病、热性病的认识是在《内经》的理论基础上有许多新的发展，不只望舌，还看牙齿的枯与嫩，这些内容都跟后世医家的不断深入观察及研究有关，并且今后还可以继续从这个角度不断地再丰富，但基本的内容如望神、望色、望形态，这些是必须掌握的。

第二十二讲　脉诊

一、三部九候与独取寸口

脉诊同样是中医学的一大特色，这节所讲脉诊的内容不少，首先涉及的是有关脉诊的两个观点。古时候，有一种脉诊法叫"三部九候"，三部是从头到身到脚，分上、中、下三部，而每部中又分为天、地、人，这样就分成了"三部九候"。《内经》中有不少三部九候的内容。《内经》还提到独取寸口法，所谓寸口，就是手太阴肺经的太渊穴位置。"独取寸口"虽然是《内经》首先提出来的，但在《难经》里阐述的最明确。

有关三部九候的内容，秦老在《内经知要浅解》里有提到，并且给大家列了一个图（图5），具体告诉我们天、地、人三部的位置及作用。比如上部的天就是在太阳穴的位置以上，人是指耳朵这些部位，地是指四白以下这些部位。

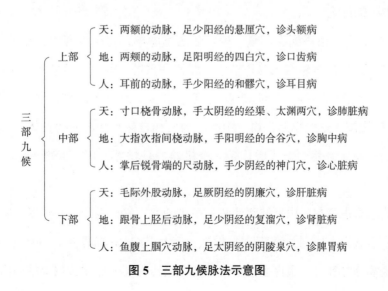

图5　三部九候脉法示意图

　　三部九候理论在后世的中医理论研究中越来越少，逐步地被独取寸口所取代，并成为中医脉诊的主要手段。关于这个独取寸口，很多人会提出疑问，为什么用三个手指头一搭就能号出五脏六腑的疾病呢？我记得在给大家讲藏象学说的时候提到这个问题。肺主气，《周易》中的肺属娇脏，为乾卦，乾卦与兑卦均属于天的范畴，而坤卦与震卦均属于地的范畴。为什么乾卦和兑卦属天呢？这两个卦象是从太极发展而来的，所谓"太极生两仪，两仪生四象，四象生八卦"。当两仪生四象的时候，就生出太阳、少阳、少阴、太阴四象，而乾卦与兑卦都是从太阳延伸出来的，所以《周易》通常把乾卦与兑卦称为天。

　　督脉统领一身之阳气，任脉统领一身之阴气，任脉和督脉可以说是人的天与地。而在五脏六腑里，肺主气，故肺属天。《内经》里有一句话："阳气者，若天与日。"由于肺统领了一身之气，所以在肺经的太渊穴，即寸口上就可以掌握五脏六腑的气血变化。这是"独取寸口"的一个观点。就这个问题，我问过不少中医大夫，有的说是因为"肺主气"，所以就取这个地方；有的则说大家都这么用，我也跟着用。我觉得医易同源，要是想真正去了解中医，学好中医，就一定要站在天人合一的基础上去看生命现象，去理解人与自然之间的关系，这样才能深刻地理解中医的理论。

　　《内经知要》还讲到春、夏、秋、冬四季脉象，总结出春弦、夏洪、秋毛、冬石，可见人体的脉象与四时季节也是紧密联系的。前面《藏象》篇在讲到肝、心、脾、肺、肾的时候，会对应到春、夏、长夏、秋、冬；现在讲脉象的时候，《内经》依然按照这个思路去讲。中医认为人和自然是相统一的整体，如果离开自然给人的特定环境，把人看作是一个机器或是物件，那就背离了中医的基本理论。

　　有关脉诊内容在《内经知要浅解》里讲的并不好，为什么呢？秦老不是不知道，而是不敢讲，怕别人说是封建迷信，所以很多地方都略去了。因此，大家在读脉诊这部分内容时，最好去读李中梓的《内经知要》原文，因为李中梓那个年代是不受限制的，他想怎么讲就怎么讲，而且李中梓老先生是从医入道，从道入佛的，所以跟中医有关的道家思想、佛家思想他都有，了解了这些内容对大家理解脉诊会有好处。

二、四时脉象

如何理解四季脉象呢？春天为什么会出现弦脉？因为春天的时候，脏气向外升发，人的气血从内脏向外走的过程中，有气血流经的这么一个状态。而这个状态，中医形象地用"弦"字来表示，弦就是像轻微用力按到琴弦上的感觉，而不是使劲按到琴弦上的感觉。洪脉是夏天的主脉，从 5 月 21 日到现在的 7 月 21 日这一段，我们已经进入了三之气，是盛夏的时候，人的气血都到外边来了，外边非常充盈而机体里面非常不足，所以这时候的脉就出现洪大的脉象，是来盛去衰的这么一种状态，就像波涛汹涌一般。到秋天的时候，就出现毛脉，这是因为人的气血又开始从四肢向机体里面走，那么在外面的气血就不那么充盈了，而是出现一种浮的同时还伴有收敛的感觉。冬天的时候，气血都到内里去了，外边处于一种聚缩的状态，所以脉象就出现沉石的感觉。这种四季脉象的规律，我们的祖先不是随便编出来的，而是综合了人与五行以及与自然界的关系，是在长期的观察里发现了不同的脉象变化，这些都是和季节密切相关的。

按照中医的理论，四季或节气其实是与心、肝、脾、肺、肾这几个脏器相连接的纽带。之前在讲《藏象》的时候，一开始就讲了"东方主木，木生酸，酸入肝"，《内经》是从这个地方讲起的，而不是一开始就拿着这个肝是怎么回事在那里讲的。我们现在的教科书已经把前面的这种关系都讲了，所以这个肝主藏血，肝主疏泄，它为什么主藏血，它的功能古人到底是怎么认识它的，就不再加以介绍了。我们对《内经知要》的脉诊里提到的这几种不同季节的脉象，一定要有所理解。在读这个的时候，要特别注意脉象里的胃、根、神。所谓的胃呢，中医讲，"有胃气则生，无胃气则亡"。大家知道，这个胃气，胃指脾胃，脾胃为后天之本，为气血生化之本。

三、四诊合参

　　中医大夫看病，一定是要四诊合参的。有人说中医不科学，什么都要问。我在香港曾经给一位女士看病，这位女士虚报年龄，我当时对她说："您得先告诉我，您多大岁数了，千万别隐瞒岁数，您如果已经 35 岁了却愣说是 20 岁，您说我怎么看病？"中医大夫看病，必须得详细了解这个患者的所有情况，漏了哪个环节都可能出问题。在中医诊断这部分，首先要有"菩萨心"，就是要真正做到急患者之所急，想患者之所想，要通过望、闻、问、切的手段来得出你的诊断。望闻问切是辨证论治的前提，你最后辨证的好与不好，处方准不准确，首先得看诊断明不明确，如果诊断这个环节差了毫厘，那后面处方用药就会谬以千里。这就首先要求你得剔除多挣点挂号费、多挣点钱的想法，你首先得入细入微地去观察患者，了解患者，从患者的生活起居，从他进来时的言谈举止，一直到他谈话时的精神状态，都要入细入微地观察。有的人来就诊的时候，心不在焉的，这种人呢，他本身就没什么病，他是套假条来了，那你也不用太认真，因为他本来就不是来看病的。但有的患者确实很痛苦，面对这些真正的患者，中医大夫一定要入细入微。我们医生一定要按职业习惯，只要有人往那一坐，你的精神就得全部集中起来，而不是像有的医生边聊天边看病。如果在诊断的过程中看到了这种颜色的变化，除了要按照一般的规律去掌握及运用以外，还要知道常中有变，不可一成不变。当用过一段时间中药之后，还要及时地、不断地反省自己，这样才能使你的诊断水平不断地提高。这种辨证过程其实没有一个固定的格式，不像西医的肝功能或者乙肝两对半，一查就知道是"大三阳"还是"小三阳"，在中医的辨证过程中，很多细微的东西正是辨病辨证的关键。

　　我的老师曾告诉我，中医大夫看病，要像老吏断案一样，别人跟你述说案情，从头到尾讲了一大堆，当你真正要断案的时候，就一定要抓住症结所在。

治则篇

第二十三讲　疾病治疗的原则和大法

　　治则，是中医临床治疗所遵循的理论原则，它和一般所说的中医治法不同。治法，是指中医治疗某一疾病所运用的具体方法，而这些具体方法是在中医治则理论的指导下确定的。所以，治则对于中医治疗具有普遍的指导意义。

　　《内经》的治则学说，同样是以辨证观、整体观的方法为指导，以脏腑、经络、营卫气血的生理和病理等为理论基础而提出的，强调因时、因地、因人制宜。同时，运用阴阳理论来分析药物性能，分析药物在人体所起到的调整阴阳、和调气血的治疗作用，从而定出寒热、补泻、上下、逆从等治疗原则。在临证中，治则与辨证又是紧密联系的，必须是在辨证的基础上，经过分析研究而确立相应的治疗原则，这就叫辨证施治。

一、谨守病机，各司其属

　　《素问·阴阳应象大论》曰："阴阳者，天地之道也，万物之纲纪，变化之父母，生杀之本始，神明之府也。治病必求于本。"《素问·至真要大论》说："谨守病机，各司其属。有者求之，无者求之，盛者责之，虚者责之。必先五胜，疏其血气，令其调达，而致和平。"

　　中医治病，必须从根本上求得解决，求本的方法就是"谨守病机，各司其属"。机，是机要。每一种病的发生都有一定的症状，这些症状是诊断的证据。《内经》曾把一般症状分类，作为临床的初步印象，这就是病机。求本的方法是细心地掌握"病机"，辨别其属于哪一个环节。这环节里有的，应该寻求它的原因；没有的，则要寻求其他原因。不论实证和虚证，都需要两方面来究其根源，然后结合一年里五运的胜复，也就是季节气候变化的具体情况，疏通血气，排除障碍，使其回复正常。

掌握"病机"，这是施行治疗前的一项细致工作，只有清楚地认识发病的原因和机理，才能给予适当的治疗。比如患者来看病，他的主诉是发热，中医大夫接诊的时候，必须询问其是否伴随着怕冷、头痛等症状？检查脉象是否浮象？进一步检查有无其他合并症？是否单纯的体表受寒？如果是单纯的体表受寒，还得观察有汗或无汗？还要结合患者体质的强弱、病程的长短和热势的升降等情况，只有分析归纳出病机，才能定出治则和治法，最后才能处方用药。那为什么一定要这样反复地辨识或检查呢？因为一般的退热法只有发汗和清热两项，但是发热的原因和病机相当复杂，有很多发热不是单纯的发汗法或清凉剂就能解决的，甚至某种发热用了发汗法和清凉剂会加重其症状或引起病变。比方说，平时体质很强壮的人，偶然感受了风寒或淋受冷雨，突然出现发热，伴有怕冷、头痛、四肢酸痛，没有汗出，脉象是浮紧的，舌苔是薄白的，这是属于外感风寒，可用麻黄、桂枝、羌活、防风一类的辛温发汗药，患者汗出热即解。但如果是处在岭南地区，因为南方气候偏温，这一类人感受的是风温出现发热的，往往不是怕冷，而是表现出怕风吹、自汗出、口干想喝水，脉象是浮数的，舌苔是薄黄的，这个时候就应该采用治疗温病的方剂，要使用淡豆豉、薄荷、桑叶、菊花等进行辛凉清疏，才能退热。如果患者出现高热不怕风，反而怕热，出汗以后热势不减，脉象是洪大的，舌苔是黄糙的，舌象没有津液，这就已经是阳明经病了，这个时候应该使用石膏、知母、金银花、连翘等清凉退热。而如果患者出现忽冷忽热，一天中不止一次，也没有固定的时间，头晕目眩，口苦，脉象是弦数的，那就是少阳病，宜用柴胡、黄芩、法半夏、青蒿等和解少阳。那如果患者早上起来好好的，但一到下午就出现发热，这是中医所说的午后发热，患者的舌质是红绛的，通常是少苔，脉象是细数的，这种情况多属阴虚证，宜选用生地、麦冬、鳖甲、银柴胡等养阴退热。临床可以说是千变万化，哪怕就是一个发热，其病因病机也是复杂多变的，而相应的理法方药也都有显著的区别。如果一律使用发汗或清凉剂治疗，那疗效也就可想而知了，甚至还会造成严重后果。那临床大夫面对这些错综复杂的疾病或者症状的时候应该怎么办呢？《内经》给出了制胜的法宝，那就是"谨守病机，各司其属"，并且还特别强调"有者求之，无者求之，盛者责之，虚者责之"。这些话看上去好像异常空泛，但一结合到临床实际，便成为极其重要的一环。临证只有不厌其烦地推求，才能确认病因病机，定出治则和治法。

中医临证，就是通过各种诊断方法，先辨明疾病的阴阳属性，然后通过治疗手段，达到协调阴阳，恢复健康的目的，此即《素问·至真要大论》所谓"遂察阴阳所在而调之，以平为期"。所以说"治病必求于本"，这是中医治疗的根本原则。标本是用来分析探讨疾病过程中主要矛盾和次要矛盾的关系。在一般情况下，"本"是矛盾的主要方面，"标"是矛盾的非主要方面。根据标本的原则指导治疗，就要抓主要矛盾，抓疾病的本质，病本能除，标亦随之而解。但疾病的变化错综复杂，有时非主要矛盾也可升为主要矛盾，标病也可占据主导地位，因此就有标病治标，本病治本，本病治标，标病治本，以及"急则治标，缓则治本"等不同治则。在临床上，既要掌握其基本的原则性，又要视患者的病情变化，注意到特殊情况下的灵活性，这对临床实践是有一定帮助的。

我们对标本理论进一步展开，可以将标本归纳为疾病的标本与治疗的标本两个方面，临证必须先明辨疾病标本，然后才能运用治疗的标本。标本是一个相对的概念，而且是多方面的。比如以邪正而言，那正气为本，病邪为标；以病因与症状而言，则病因为本，症状为标；以先病与后病而言，则先病为本，后病为标；以内外而言，则病在内为本，病在外为标。临证只有认清了疾病的标本，才可以明确主次先后、轻重缓急的治疗步骤。一般说来，本是矛盾的主要方面，治病求本是中医学辨证施治的根本原则。但当标病特别严重，甚则危及生命时，就必须先治其标，即所谓"急则治其标，缓则治其本"。若疾病标本并重时，又可采用标本兼顾的方法以提高疗效。

总之，在辨证施治中分清标本，是抓主要矛盾、解决主要矛盾的一种方法。如果标本不明，治疗就主次不分，必致影响疗效，甚至延误病情，造成不良后果。但疾病的变化是错综复杂的，因此在辨认疾病标本时，还应注意标本的相互转化。何者为本，何者为标，或先本后标，或先标后本，不能一成不变，应予灵活掌握。

二、中医处方的基本原则——君臣佐使与七方

《素问·至真要大论》曰："君一臣二，奇之制也；君二臣四，偶之制也。君二臣三，奇之制也；君二臣六，偶之制也。故曰：近者奇之，远者偶之；汗者不以奇，下者不以偶。补上治上，制以缓；补下治下，制以急。急则气味厚，缓则气味薄。适其至所，此之谓也。病所远，而中道气味之者，食而过之，无越其制度也。是故平气之道，近而奇偶，制小其服也；远而奇偶，制大其服也。大则数少，小则数多；多则九之，少则二之。奇之不去，则偶之，是谓重方；偶之不去，则反佐以取之。所谓寒热温凉，反从其病也。"

方剂的配伍有一定的法则，所谓君、臣、佐、使，就是中医处方用药的配伍法度。君药是一方中的主药，是针对疾病的主证，起到主要治疗作用的药物；臣药是辅助和加强君药功效的药物；佐药的涵义有两个，一是对主药有制约作用，一是能协助主药治疗一些次要症状。此外，尚有"反佐"之用，亦属佐药范围。使药，一是指引经药，一是方剂中有调和诸药作用的药物。一般处方除了确立君药外，其他臣、佐、使药可根据病情及配伍的需要而决定。《素问·至真要大论》里说："主病之谓君，佐君之谓臣，应臣之谓使，非上、中、下三品之谓也。"这是对君臣的一个解释，并说明上中下三品是指古代药物分类法，与方剂无关。

《内经》根据方剂的组成及作用分成奇、偶、缓、急、大、小、重七种，后世称作"七方"。奇和偶，是指方剂作用的专一和混合。奇是单数，偶是双数，以此说明方剂的作用有单纯的、有兼施并用的。处方的主要目的是消除病因，如

果只有一个病因，就只有一个目的，也就是只要一个主药；有两个病因时，便有两个目的，就要有两个主药，所以《内经》把"君一臣二"称作奇方，"君二臣四"称作偶方。然而偶方内臣药的多少也能左右主药的力量，故又指出"君二臣五"仍是奇方，"君二臣六"才是偶方，说明单数是无法平分的，既然不能平分，势必力量有偏重，因此还是奇方的含义。因此，可以体会到君二臣四是偶方，如果臣药的分配为一与三，应该属于奇方，但扩大为君三臣三，只要两方面的药力平衡，也还是偶方的制度。过去有人拘泥在数字的一、三、五和二、四、六方面，而忽视了方剂的作用是片面的。

缓与急，指的是方剂作用的和缓和峻利。病有慢性、急性的区别，治疗上也就有缓、急的不同，这是一般性的。《内经》认为，病在上焦，病位轻浅的称作近，药力宜缓，多用奇方；病在下焦，病位较深重的称作远，药力宜急，多用偶方。所以汗法适合用于表证，但不可用偶方；而下法一般是用于治疗里证，因此就不可用奇方。补上的方剂要想让药力稽留，作用相对持久一点，应该选用气味俱薄的"缓"剂；补下的方剂要想药力迅捷，宜用气味俱厚的"急"剂。总之，求其恰当的到达发病场所而发挥应有的作用。因此，若病所远而防止药力中途衰乏，可以先服药、后进食来推进，这也是一个变通的方法。这也说明了同样是内脏的疾患，在处方时应当考虑药物的力量来适当地发挥其功能。

另外还有大方、小方以及重方。方剂组成的大小，是由病的轻重来决定的，主要有两种方式：一种是以药少为大方，取其量重力专；药多为小方，取其量轻力散。另一种是以药少为小方，药多为大方。王冰所谓："病之甚者制大其服，病之微者制小其服。"后人只注意前者而忽略后者，不够全面。此外，用了奇方而病不去，可以接用偶方，这种用法，称作"重方"；用了重方而病仍不解，就宜用反佐的方法，反佐法是用寒凉或温热的药来顺从寒或热的病证进行治疗的一种反治法。

由于七方中有四种不同的作用，故在应用时不能把七方孤立来看，必须认识其彼此间的关联。例如《伤寒论》说："急下之，宜大承气汤。"当然，大承气汤是急方了；但大承气汤的惟一效能是通大便，也可说成奇方；它的力量强盛，也可说作大方。又如："急温之，宜四逆汤。"同样包括急方、奇方和大方在内，无法截然分开。因此，七方是方剂组织的一种制度，只有在该方的具体作用上加以分析，才能理解其真正意义。

三、中医治病的基本法则——必伏其所主，而先其所因

《素问·至真要大论》曰："辛甘发散为阳，酸苦涌泄为阴，咸味涌泄为阴，淡味渗泄为阳。六者，或收或散，或缓或急，或燥或润，或软或坚，以所利而行之，调其气，使其平也。……寒者热之，热者寒之，微者逆之，甚者从之，坚者削之，客者除之，劳者温之，结者散之，留者攻之，燥者濡之，急者缓之，散者收之，损者益之，逸者行之，惊者平之，上之下之，摩之浴之，薄之劫之，开之发之，适事为故。……逆者正治，从者反治，从少从多，观其事也。……热因寒用，寒因热用，塞因塞用，通因通用。必伏其所主，而先其所因。其始则同，其终则异。可使破积，可使溃坚，可使气和，可使必已。……诸寒之而热者，取之阴；热之而寒者，取之阳。所谓求其属也。……夫五味入胃，各归所喜。故酸先入肝，苦先入心，甘先入脾，辛先入肺，咸先入肾。久而增气，物化之常也。气增而久，夭之由也。"

在进行处方用药之前，中医大夫必须对药物的性能做到心中有数。药物有辛、甘、酸、苦、咸、淡六味。一般认为，淡附于甘，所以称为五味。辛散、酸收、甘缓、苦坚、咸软，是后世药物学区分药味功用的理论依据。不同的味，有不同的作用，而味相同的药物中，其作用有共同之处。五味又根据其升降浮沉的不同，分为阴阳两大类。辛、甘、淡有升浮宣散的作用，故为阳。如辛走气分而主散主行，甘虽不如辛之行散，但甘属中央土味，有补养而灌溉四旁的作用，其作用亦是由中达外，如黄芪被称为补中风药便是；至于淡味，则降中含有宣意而

有渗利之功，故均属于阳。酸、苦、咸有向下向内的敛降作用，故为阴。如酸味能收、能涩，苦味有泄下之功，咸味有润下软坚的作用，均属于阴。然酸苦涌泄、咸味涌泄之涌，亦属向上，何以属阴？此因涌吐的作用系由中而上，没有发散之意。如用瓜蒂、藜芦之苦味涌吐，用盐汤之咸味探吐等。尤其是凡有涌吐作用的药物，皆多属味之厚者。以味之厚薄分阴阳，"味厚者为阴，薄为阴之阳"，故亦视为阴的范围。应当注意的是，并不是具有某一种味道的药物，就仅有某一种功能，实际上不同性味的药物，其功用都是很复杂的。例如大黄味苦能泄下，黄连味苦止泻，黄芩味苦能清热，说明了苦味药并不限于一种涌泄的作用。

五味各有所偏入之脏，因此药物在人体所起的作用，也有一定的适应范围。药物治病，就是取其所偏，以纠正或调和某脏之气的失调状态。在这样的基础上，便形成了药物归经的理论。因而五味之用不可过偏，过偏则导致脏气偏盛、偏衰，造成不良后果。具体临证用药，必须明了五脏所苦及五脏所欲，才能得出相应的具体用药法则。

五脏所苦，是指因五脏的功能失调所出现的主要病理特征。肝主条达疏泄，若疏泄太过，则亢急为病，如肝阳上亢、肝气横逆等；甘主和缓，故可以甘味药和缓之，如甘草之类便是。心藏神，焦思苦虑，耗及心神，可致心气虚馁，症见心悸不寐、狂乱失神等；酸主收敛，故以酸味药收敛之，如五味子之类便是。脾喜燥恶湿，湿胜则脾土被困，运化失职，症见泄泻、浮肿等，治以苦味燥湿之品，如苍术之类便是。肺气以肃降为顺，逆则为病，症见咳逆气喘等，治以苦味泄降之品，如杏仁、厚朴之类。肾为水脏而主藏精，肾病则阴常不足，可用辛润之品，以润其燥。王好古谓："肾苦燥，急食辛以润之，知母、黄柏。"在临床实践中，肾燥多治以甘寒，如生地、玄参之类。

五脏所欲，主要是讨论五脏在生理状态下的性用偏向及其反常时的治疗原则。肝喜条达疏畅，此生理之常，故谓"肝欲散"；如果一反其性而抑郁不舒，即为病理的主要特征。治疗时，应顺其性而予疏散解郁之品，如逍遥散中用生姜、薄荷便是典型例子。心为火脏，心火欲其柔软平和，此其生理之常，故谓"心欲耎"；如果心火刚燥太过，烦躁狂越，即为病理的主要特征。治疗时，应用咸润之品，如犀角（水牛角代）、玄参、龟甲、阿胶之属治之。盖咸从水化，而能滋水济火，使其刚燥缓软之故。脾性温厚冲和，此其生理之常，故谓"脾欲缓"；病则失其冲和之气，而里急腹痛。治疗以甘药缓之，如小建中汤之用甘草、饴糖。肺应于秋，气主收敛，故谓"肺欲收"；病则气虚耗散，而以酸味药敛之，如五味子之属。肾主藏精，气贵周密充实，故谓"肾欲坚"；若肾精失于闭藏，阴虚火旺，则用苦味药以坚之，如用知母、黄柏之类以滋肾降火。五脏所欲与五脏所苦，是阐述五脏的生理与病理特征，示人以治疗准则，对临床实践的指导意义颇大。在学习中，必须相互参照，以加深领会其精神实质。

正治与反治，又称逆治与从治。正治是采用与病证性质相逆的一类药物进行治疗，为临床常用的治疗方法，如"寒者热之，热者寒之"之类。用药性与病邪相反的目的，是要排除病因，符合治疗原则，故说"逆者正治"，从"坚者削之"至"惊者平之"诸法都属此类。而反治是采用与病证现象相同的一类药物，顺从其病证现象而治，一般适用于病情比较复杂的病证，此法也可看作是正治在特殊情况下的变法，即所谓"甚者从之""从者反治"。如虚性胀满之属于消化机能迟钝的，给予补剂，不用"结者散之"；痢疾而大便频数，给予泻剂，不用"散者收之"。这种从症状表面观察来决定其相反的病因，实际上与正治是一致的。正治与反治的理论原则，直到今天仍是指导中医临床的根本治则，有很大的实践意义，值得很好学习。

中医的具体治疗方法包括了发汗、催吐、泻下、消导、滋补、镇静和收敛等，这些方法在《内经》里曾有变化应用，后世并加以发展，但基本上不能离开以上这几个原则。在实际临证过程中，首先要明确的是一病有一病的因素，只要消灭其因素，症状自然会轻减。一般认为，中医只是对症疗法，观察症状用药，却不知中医必须在证候里寻得原因之后才会有治法。比如有人问头痛吃什么药？

中医是无法回答的，理由就在头痛的发生不是一个原因，中药里菊花、吴茱萸、全蝎、牡蛎、防风、川芎等都可用治头痛，但它们的药性绝对不同。特别是中医善于从整体出发来考虑问题，必须要从原因上求得治疗，故"伏其所主而先其所因"，即通过辨证来使用原因疗法，这是《内经》中的主要治疗法则。其次，《内经》中还采用了病型的分类法，就是每一种病的症候群里必然有一个主症，依据这主症的形态来寻求原因，从而定出相应的治疗原则，这种方法最为简捷可靠，如定出了"坚""结""散""损"等病态名称。必须了解，这些名称是泛指一般病态，包含着多种病证在内，列表举例如下（表1）。

表 1　病型分类及主要治则治法表

病　型	病　　例	治　法	方　　例
寒	指一般表寒和里寒现象，如因寒邪或阳虚引起的恶寒、四肢厥逆，以及寒疝、寒霍乱等	热	用辛热药包括回阳在内，如四逆汤、大乌头煎、小青龙汤、桂附八味丸等
热	指一般表热和里热现象，如温病、暑热及口疮、咽喉肿痛、小溲短赤等内热证候	寒	用清凉药包括滋阴降火在内，如白虎汤、六一散、银翘散、大补阴丸等
坚	指腹内坚硬有形的一类病证，如癥瘕、痃癖等	削	用克伐推荡药，多与攻剂相结合，也包括敷贴法，如削坚丸、鳖甲饮子、克坚膏等
客	指时邪侵袭的一类病证（《内经》论运气有主气和客气的名称），如伤风和其他时病等	除	用发汗、化湿等祛除六淫的药，如麻黄汤、香薷饮、神术散等
劳	指疲劳过度现象（《内经》称作劳倦），如头晕不能用脑、记忆力薄弱、四肢怠惰等	温	用温养来增强体力，多与补剂相结合，如四君子汤、归脾丸、人参养营汤等
结	指邪气痰浊郁结，包括部分外症在内，如结胸、痰核、流注、乳癌等	散	用消散药包括敷贴法，如小陷胸汤、千金指迷丸、小金丹等
留	指脏腑积滞不能排除，如留饮、停食、蓄水、便闭，以及妇科经阻等	攻	用攻逐泻下药，如十枣汤、大承气汤、舟车丸、抵当汤等
燥	指津液缺乏现象，如口渴、皮肤皲裂、大便困难等	濡	用滋润药，如琼玉膏、沙参麦冬饮、增液承气汤等

续表

病 型	病 例	治 法	方 例
急	指一般拘急强直症状，如口噤、项强、手足拘挛等	缓	用舒展缓和药，如资寿解语汤、透经解挛汤、木瓜汤等
散	指耗散不能约束的病证，如盗汗、滑精、遗尿、久泻及妇科崩漏等	收	用收敛固涩药，如牡蛎散、金锁固精丸、诃子散、女科固经丸等
损	指一般亏损虚弱病证，如五劳、六极、七伤及阴虚、阳虚、中气不足等	益	用滋补强壮药，如六味地黄丸、八珍汤、补中益气汤、龟鹿二仙胶等
逸	指运动障碍的现象，如瘫痪、痿痹等	行	用行血活络药，包括推拿法，如小活络丹、疏风活血汤等
惊	指一般不安定现象，如心悸、失眠易醒、梦多惊惕及小儿惊风抽搐等	平	用镇静药，如朱砂安神丸、抱龙丸等

必须说明的是，治疗不是单靠病态来决定，从病态上定出的治法也不能单独应用。例如"寒"的现象，有实证，有虚证，有表证，有里证，只凭一个寒字，究竟选择哪一类热性方药呢？又如"坚"的现象，有在气在血、属寒属热的不同，不把病灶和性质确定，也是无法选用克伐推荡一类方药的。再如"留"的病证，应先考虑病体能否胜任攻泻，或先攻后补，或先补后攻，或攻补兼施，或相间使用，前人也是有一定步骤的。诸如此类，说明了要很好地掌握《内经》的治疗法则，应当联系临床实际进行深入研究。

四、中医治法的确立——病因、病型和病所相结合

《素问·阴阳应象大论》曰："因其轻而扬之，因其重而减之，因其衰而彰之。形不足者，温之以气；精不足者，补之以味。其高者，因而越之；其下者，引而竭之；中满者泻之于内。其有邪者，渍形以为汗。其在皮者，汗而发之。其剽悍者，按而收之。其实者，散而泻之。审其阴阳，以别柔刚。阳病治阴，阴病治阳。定其血气，各守其乡。血实宜决之，气虚宜掣引之。"

临证中所遇到的病证，因为病轻浅，可用宣散法来祛其邪；因为病深重，可

用减除法来平其势；因为病退而正气虚弱，可用补养方法来辅助其体力的恢复。形体不足的，用气药温补；精髓不足的，用味药滋补。病在上焦的，可以因其高而催吐；在下焦的，可以因其下而导泻；如在中焦胀满的，可用消运和中来逐渐排除；也有在肌表的，可用渍形法取汗或内服药发汗；邪势妄行耗散的，当予抑制收引；结聚盘踞的，当予疏散泻下。必须观察病的在阴在阳，分别邪的属刚属柔，病在阳的也可治其阴，病在阴的也可治其阳。同时明辨气分和血分，按其病源所在，血分实的予以逐瘀，气分虚的予以升提。

对很多疾病运用一般疗法，关键在于一个"因"字，含有因事制宜和因人而施的意思，故病势的轻重、病所的高下，以及其他情况均作为灵活运用的依据。又从邪、正两方面提出了一些例子。关于邪实方面，分出轻和重、上和下等不同治法；关于正虚方面，分出形和精、气和血等不同治法。这些例子当然不够全面，但可以看到祛邪、扶正是治疗的两大纲领，怎样选用"客者除之""劳者温之"等方法，达到又适合、又迅捷地发挥治疗作用，实为临床上的重要一环。同一病因，由于发病的场所不同，治法截然异样，只有寻出病所，处方才有目标，不犯似是而非、隔靴搔痒的毛病。然而人体是有机的联系，不能把《内经》所指出的病所呆板地孤立起来，也不能把《内经》的每一种治法简单地看待，故"轻而扬之"的"轻"字、"高者越之"的"高"字、"在皮者汗而发之"的"皮"字之间都有关联，"扬"字与"越"字、"发"字以及"实者散而泻之"的"散"字都应结合。也就是说，或疏散风寒暑湿等邪，或宣化肺脏痰浊，或催吐来解除胸中痰食水饮的郁结，都属"轻而扬之"的一类。临床常用的有：①感冒风寒，用神白散（豆豉、白芷、生姜、葱白、甘草）；②风温初起，用银翘散（银花、连翘、桔梗、薄荷、荆芥、豆豉、牛蒡、竹叶、甘草）；③伤风咳嗽，用三拗汤（麻黄、杏仁、甘草）；④风热头痛，用菊花茶调散（菊花、僵蚕、川芎、薄荷、荆芥、防风、细辛、羌活、白芷、甘草）；⑤鼻渊流涕腥秽，用苍耳散（苍耳子、薄荷、辛夷、白芷）；⑥伤寒胸中懊恼，用栀子豉汤（豆豉、山栀），皆归于轻扬的范围。以此为例，下面所说的"减""竭""泻"等，也包括了轻泻、重泻、泻水、泻宿食等在内，亦即包括了常用的大承气汤（枳实、大黄、芒硝、厚朴）、脾约麻仁丸（麻仁、芍药、杏仁、大黄、枳实、厚朴）、大陷胸汤（甘遂、大黄、芒硝）、控涎丹（甘遂、大戟、白芥子）和舟车丸（牵牛子、大黄、甘遂、芫花、大戟、青皮、橘红、木香、轻粉）等方剂。必须分辨"泻之于内"不同于一般的泻，它的含义是健运消导，帮助机体恢复自然抗病能力，使之与祛邪药物协同起来消除病邪，并不以攻泻为唯一手段。成方中如枳实消痞丸（人参、白术、枳实、黄连、麦芽、半夏、厚朴、茯苓、甘草、干姜）治满，中满分消丸（厚朴、枳实、黄芩、黄连、半夏、陈皮、知母、泽泻、茯苓、砂仁、干姜、姜黄、人参、白术、甘草、猪苓）治腹胀，芍药汤（芍药、黄芩、黄连、当归、肉桂、甘草、槟榔、木香）治痢下赤白，以及保和丸（神曲、山楂、茯苓、半夏、陈皮、连翘、莱菔子）的助消化等。虽然均具有泻下性质，显然与单纯的泻下有所区别。故这里的"泻之于内"，不得肤浅地理解为内部积滞当用泻法，应该从"中满"两字体味其用意。至于前人对于祛邪的方法，不论发汗、催吐、利尿、通大便等，凡是用来排除实邪的都叫泻，《内经》常以"虚则补之，实则泻之"作为一般治法，但又不能与本节狭义的泻相提并论了。

　　病的发生，必然有因、有形、有所，治病必须把病因、病型和病所相结合，全面地考虑治疗方针，这是《内经》的治疗大法。后人依据这一指导思想，定出多种活法，丰富了治疗的内容。故"其在皮者，汗而发之"只是一个发汗法，《伤寒论》里就有不同的发汗方剂，发展到《温病条辨》又增添了许多，并且两本书里都记载了当用发汗而不可发汗的禁忌条文。这种掌握症状的特点和患者的特点来分别解决的治疗问题，与《内经》学说是完全一致的。中医的治疗措施应当是严格的个体特异化的，并且应当根据患者病情的改变而改变；所有的治疗都应当是综合的，同时又是针对具体病情的，这也说明了重视患者的个体特征而予以个别治疗的重要性和科学性。因此，中医大夫应该在《内经》的大法里寻出活法，并在后人的活法里认识大法，不嫌重复（图6）。

在上表中可以大致认识中医治病的基本大法。例如胸腹胀满，如果求得病因是"食"，在病型所指示的大法就是"留者攻之"。而在病所方面，在上焦的，依照"因其高而越之"使用催吐；在中焦的，依照"中满者泻之于内"使用消运；在下焦的，依照"其在下者引而竭之"使用泻下。又如患者主诉头晕、形瘦、气短、肢软，如果求得病因是"劳倦"，在病型所指示的大法就是"劳者温之"，在

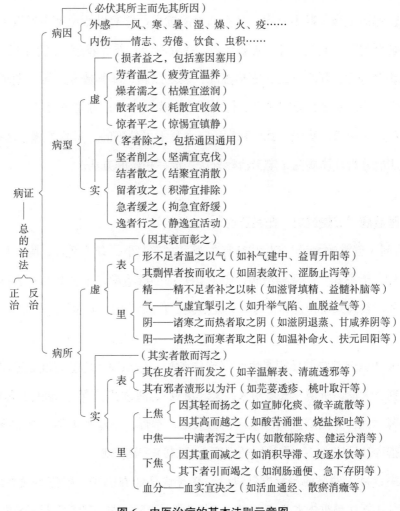

图6　中医治病的基本法则示意图

病所则可分别根据其属于哪一方面的虚弱而采用适合的补养。如果再有心悸、失眠的，则依"惊者平之"助以镇静；有多汗或遗精的，则依"散者收之"助以收涩；再有疲劳过度兼见虚热的，则依"寒之而热者取之阴"助以滋阴退蒸。只要掌握规律，不难随机应变。

在复杂的治法里，主要是辨别疾病的表里、虚实，故《素问·至真要大论》曾有总纲提出："从内之外者，调其内；从外之内者，治其外；从内之外而盛于外者，先调其内而后治其外；从外之内而盛于内者，先治其外而后调其内；中外不相及，则治主病（既不从内，又不从外的意思，即后世所说不内外因）。调气之方，必别阴阳，定其中外，各随其乡，内者内治，外者外治，微者调之，其次平之，盛者夺之，汗之下之，寒热温凉，衰之以属，随其攸利。无积者求其脏，虚则补之，药以祛之，食以随之，行水渍之，和其中外，可使毕已。"

中医辨证用药，病因、病型和病所三者是不可分割的，只有了解了这些基本原则，才能分析具体病况，定出治疗方法，选择相应的方药。

五、中医治病"无使过之，伤其正也"

《素问·五常政大论》曰："病有久新，方有大小，有毒无毒，固宜常制矣。大毒治病，十去其六；常毒治病，十去其七；小毒治病，十去其八；无毒治病，十去其九。谷肉果菜，食养尽之。无使过之，伤其正也。不尽行，复如法。必先岁气，毋伐天和。"

前人认识到药物的作用是由于气味的刺激，但虽能治病，却也能伤人，《素问·至真要大论》所谓"气增而久，夭之由也"，故称作"毒"。也由于药物的气味有厚薄，因而作用有强弱，就区别为大毒、常毒、小毒和无毒。从现在来看，可能是指毒性反应大小，作为用药程度上差别的一般准则。

在决定每一种病的治疗方针以后，接着就是处方用药。用药不仅要针对疾病，而且还要注意机体本身。《左传》上说"药不瞑眩，厥疾弗瘳"是指药性反应；

《内经》上说"能（通耐）毒者以厚（气味厚）药，不胜（平声）毒者以薄（气味薄）药"是指用药当顾体质。所以大寒、大热的病当用大热、大寒的药，是大匠的规矩，但患者能否接受这猛烈的药物，就应该根据具体情况来考虑了。《内经》分辨大毒、常毒、小毒、无毒，目的就在一面祛除病邪，一面不使损害正气，故"毋使过之，伤其正也"，既提高了医生用药的警惕性，也指出了治病要衡量病邪的浅深和体力的强弱来决定具体的用药。过去有些人以轻剂为平稳，对用重剂的人加以指摘；也有爱用重剂的，讥笑轻剂为轻描淡写；更有人，补必人参，温必鹿角，凉必牛黄、羚羊一类，甚至长期进服。这些不免都有偏倚地方。由于疾病的过程，除少数慢性病外，很少长期停留在某一阶段，特别是中医以辨证用药为主，必须紧随病情的进退而进退，不可能始终用一个方法来解决一种疾病，即使某种病用某种方药见效之后，也不可能即以某种方药作为某病的特效药来收功。因此，有人希望中医做到一病一方或一病一药，肯定是难以做到的。

怎样算是大毒？怎样才是小毒？实际上是很难加以明确区分的。中药向来就以其气味的厚薄来区分效能的强弱，故本草书上分出大辛大热、大苦大寒、微辛微凉、微苦微温，并分甘淡、咸平等类。这种气味理论，主要是指示气味对人体内脏所发生的一种作用，中医利用其作用的反应定出效能，再因其气味的复杂而产生效能差异，分别使用于各种不同性质的疾患，即在同一症状中也要细致地分别使用。故同是通大便药，大黄大苦大寒，宜于热证；巴豆大辛大热，宜于寒证；芒硝辛咸苦寒，用来软坚；枳实苦酸微寒，用来利气；麻仁甘平，能润燥；瓜蒌甘寒，能润燥兼清热；柏子仁甘平，则润燥而兼滋补；肉苁蓉甘咸酸温，则滋补兼助阳。如果进一步利用其气味来配伍成方，则其效用更为广泛，如玄参、麦冬、生地本非通大便药，《温病条辨》把它们组成增液汤后，称作"咸寒苦甘法"，用在温病阴虚不能接受攻下药时，亦能收到通便效果，所谓"以补药之体，作泻药之用，既可攻实，又能防虚"。于此可见，中药气味之说是在中医药理论体系下所积累起来的经验，离开了气味来论药效，是难以切合临床实际的。

　　从药物毒性的大小联系到以上方剂组织和治疗法则，可以认识到：①处方用药，先要确定治疗方针；②方剂的组成有一定形式，用药也有一定的层次；③用药的另一方面，必须照顾体质；④营养疗法是调理的最好方法，在古代已很重视。

病能篇

第二十四讲　病机十九条

"能"通"态","病能"即"病态",《素问·阴阳应象大论》里有"此阴阳更胜之变，病之形能也"。本篇是节选了《内经》里面有关内、外科的一般病证和预后，另外还附述了一些常见疾病的病理、鉴别诊断、疾病分类法和经验方剂等。

《素问·至真要大论》曰："诸风掉眩，皆属于肝；诸寒收引，皆属于肾；诸气膹郁，皆属于肺；诸湿肿满，皆属于脾；诸热瞀瘛，皆属于火（心）；诸痛痒疮，皆属于心（火）；诸厥固泄，皆属于下；诸痿喘呕，皆属于上；诸禁鼓栗，如丧神守，皆属于火；诸痉项强，皆属于湿；诸逆冲上，皆属于火；诸胀腹大，皆属于热；诸躁狂越，皆属于火；诸暴强直，皆属于风；诸病有声，鼓之如鼓，皆属于热；诸病胕肿，疼酸惊骇，皆属于火；诸转反戾，水液浑浊，皆属于热；诸病水液，澄澈清冷，皆属于寒；诸呕吐酸，暴注下迫，皆属于热。"

这一节就是《内经》著名的"病机十九条"。《内经》除了望色、切脉外，还极其重视症状，病机就是从复杂的症状中提出纲领，作为辨证求因的初步认识，也是一种疾病分类法。这里所举的病证，都是指一般现象，不能看作是某一种病。也可以说，这里所提出的症状，相当于"结者散之""急者缓之"中的"结"和"急"的意义，虽有所指，并不具体、固定。在病因方面虽以六淫为主，亦可应用于其他内伤杂证，显著的如小便的混浊和清利，同样适用于阴虚和阳虚证。至于原文"诸"字和"皆"字虽有概括之意，但决不能包罗万象，必须触类旁通，才能发挥作用。

为了便于讨论，现将病机十九条，归纳为五脏与六气两大类进行阐释。

一、五脏病机

1. 诸风掉眩，皆属于肝

这是肝病化风的病机，属内风范围。《素问·阴阳应象大论》谓："在天为风，在地为木，在脏为肝。"此据天人相应之理，言肝之性能与风相应，皆具条达疏泄之性，故称肝为风木之脏，其病亦易化风。我们知道，肝为刚脏，体阴而用阳，主藏血，在体合筋，开窍于目。故肝之阴阳失调，血不荣筋，阳动风生，可致发生振颤、眩晕的现象。此即《黄帝内经》所谓"风胜则动"。

肝病化风，不外虚实两端。一为肝气疏泄太过，阳动风生。此多为外感温热疫疬之邪，燥热太过，风火相煽，肝阴暗耗，热极生风，致神志昏糊、拘挛抽搐；或由七情太过，暴怒伤肝，肝失条达，气逆痰涌，蒙蔽清窍，致眩晕昏厥。此皆属实风。前者治以清热泄火、镇肝息风，方如羚角钩藤汤之类。后者治以疏肝解郁、平肝降逆、镇肝息风，方如镇肝息风汤。一为肝阴亏损，肝血不足，血不荣筋，阴不制阳，阳动风生。此多见于热病过程中，邪热久羁，肝肾阴液被灼，虚风内动而致抽搐；或内伤虚损，肾阴不足，水不涵木，阴不敛阳，虚阳上泛，而致眩晕；或肝血亏损，血不荣筋，而致肢体震颤。此皆属虚风之类。治宜育阴潜阳、柔肝息风，或调补肝肾、养血通络。方如阿胶鸡子黄汤、大小定风珠、杞菊地黄丸，以及四物汤加鸡血藤、丹参、地龙、桑枝、川断、杜仲等。

总之，临床上所出现的拘挛抽搐、肢体震颤、眩晕等症，皆属肝病化风的病理范畴，治疗皆从治肝入手。

2. 诸寒收引，皆属于肾

这是介绍肾病化寒的病机，此属内寒范围。《素问·阴阳应象大论》谓："在天为寒，在地为水，在脏为肾。"因肾与外界寒水之气相应，故称"肾为寒水之脏"，而且肾病多从寒化。肾为封藏之本，内藏真火（元阳），凡五脏六腑、四肢百骸皆赖此火以温养。因此，肾阳虚衰，命火不足，不能温养肢体脏腑，可致阴寒气盛而成虚寒病证。

寒为阴邪，其性收引。肾阳不足，阴寒气盛，不能温煦脏腑经脉，可致气血营卫凝滞不利，内外皆寒，故致肢体蜷缩安卧。此病多见于久病危重的少阴证。如《伤寒论》所谓的"少阴病，恶寒身踡而利，手足逆冷者，不治""少阴病，四逆，恶寒而身踡，脉不至，不烦而躁者死"，属肾病化寒，引起"收引"现象的典型举例。治疗宜从治肾入手，用回阳救逆、温阳散寒的方法。故谓"诸寒收引，皆属于肾"。

3. 诸气膹郁，皆属于肺

这句话是介绍肺气不利的病机。因肺司呼吸，而主一身之气。故凡呼吸喘急、胸部痞闷之症，皆属肺气不利而失肃降所致。

不论肺实、肺虚，均可导致肺气不利而出现喘急、痞闷之症。虚者补之，实者泄之，此为治疗之大法。然即使属肺虚，亦要考虑肺气不利的机理，在补肺的基础上，亦要辅以利肺调气之品，使之补中有利，不碍气机，始为得法。

4. 诸湿肿满，皆属于脾

这是介绍脾不化湿的病机，属于内湿的范围。《素问·阴阳应象大论》指出："在天为湿，在地为土，在脏为脾。"这是根据天人相应之理，直接指出脾之性能，与自然界土湿之气相近。土性湿润，能滋生万物；脾主输布津液，运化精微，生精化血，既能养脏，又有运化水湿的作用。因脾与土湿之气相应，故脾病多从湿化。

在临床上，久病脾虚，脾阳受损，运化水湿的功能失调，可致水湿之气潴留于体内，外溢于肌肤，出现浮肿之症。治宜补脾化湿，渗利小便。如防己黄芪汤、防己茯苓汤之类。若脾不化湿，湿滞中焦，困遏脾胃，脾胃气机升降失调，可出现脘腹胀满之症。

5. 诸痛痒疮，皆属于心

这是具有痛痒感觉的疮疡之证，是针对偏重于属火一类的阳性疮疡而言。明代著名医家张景岳对"痛痒"进一步细分，他对该条文注释为："热甚则疮痛，热微则疮痒。"这里所言之心，非指实质心脏，是代表火与血脉而言。疮疡而兼痛痒，多属阳证范围，为心火盛，血分有热，火郁肌肉营血之中，进而坏血腐肉而生疮疡。故治疗阳性疮疡，多用清泄心火、凉血消痈之剂。

6.诸痿喘呕，皆属于上

痿病多见于下肢，何以属上焦？因肺居上焦，为五脏华盖，而主宣化，有行营卫、散津液，以滋润灌溉脏腑肢体之功。筋骨肌肉得养，肢体关节才能运动自如。因此，临床上常因肺热灼津，不能输布津液以滋润皮肉筋骨，而发生痿证。如《素问·痿论》谓："五脏因肺热叶焦，发为痿躄，此之谓也。"然胃为水谷气血之海，主润宗筋。设只有肺热，而胃津不亏，能润宗筋，束骨而利关节，则不致成痿。所以必因肺热而兼胃燥津亏，不能滋润筋骨，方能成痿。治法宜清热润燥，滋肺佐以益气通络。方用益胃汤加黄芪、当归、忍冬藤、丝瓜络、白薇、石斛等。实际在临床中，痿病之发生亦多关系下焦肝肾，这在治疗时又应下病治下，以调补肝肾、强筋壮骨为主。故临证是不可泥于此句所言之"上"字。

肺主气，气以肃降为顺，肺气逆而不降，则为呼吸喘急。呕虽属胃，然肺为气之主，胃气既逆，则肺气亦必逆而不降。何况呕逆之症，病在胃口，胃口之上谓之上焦，故谓喘呕属上。

7.诸厥固泄，皆属于下

厥固泄之症何以属下焦？

先说厥证。张景岳认为："厥，逆也。"厥证包括昏厥和手足厥逆，总的发生机制是由于阴阳失调、气血逆乱所致。而肾为阴阳之宅，故其发病根源在于下焦。昏厥的发生，是由阴阳之气衰于下，厥气逆上，下虚上实。《素问·厥论》谓："阳气衰于下，则为寒厥；阴气衰于下，则为热厥。"寒厥与热厥亦由阴阳之气衰于下所致，故其治皆从其下。

《素问·金匮真言论》："北方色黑，入通于肾，开窍于二阴。"故二便固或泄的病证，多由肾虚引起。先说固证。肾阴虚损，津液干涸，可致大小便不利。如肾阴虚可致大便秘结或小便癃闭不利，治宜滋肾润肠或滋阴利水通淋。肾阳虚损而不化气，二便排泄无权，可致阳虚寒结。如老年人患寒结便秘，以半硫丸论治；肾阳虚无以气化使出，可致小便不通，治以肾气丸温补肾阳。这是由于肾阴虚、肾阳虚引起的二便不利。至于泄证，肾阳不足，命门火衰，固摄失职，可致二便遗泄。如脾肾虚寒引起的飧泄、五更泄、下利清谷，甚则大便失禁等症；阳虚不摄引起的尿频、遗尿、尿失禁等症皆属之。前者治以温肾补脾止泄，如四神丸之类；后者治以补肾而佐涩遗，如肾气丸加益智仁之类。肾阴虚损而不制阳，亦可引起热迫注泄。如伤寒少阴证，下利清水，热结旁流，真阴将涸，以大承气汤急下存阴，是其例证。

上面这些症状都是由于下焦肾的功能失调引起，所以《内经》认为"诸厥固泄，皆属于下"。但也不能一概而论，如泄泻亦有因脾虚引起者；便燥多由胃之燥热所致者；肺为水之上源，肺气失于宣降，亦可导致小便不利者。脾胃属中焦，肺属上焦，又非概指下焦了。

二、六气病机

六气病机，包括风、热、火、湿、寒、燥，"病机十九条"里缺了燥。这里属火的病机有 5 条，属热的病机有 4 条，属风、属湿、属寒的病机各有 1 条，一共是有 12 条。

1. 诸热瞀瘛，皆属于火

外感热病，往往由于热邪过盛，出现神志不清、拘挛抽搐之症，此属热邪化火，常见于温热病的过程中，邪热炽盛，内陷心包，出现神昏谵语。此外，还可见于邪热炽盛，肝阴被灼，热极生风，而致筋脉抽搐、角弓反张；风火上扰，亦致痉厥昏愦。其治疗可以选用苦寒清泄的药物。临床上偶尔也会看到因为寒邪而出现神昏抽搐之症，如小儿慢脾风之类，此又当仔细辨认，不得混误。

2. 诸禁鼓栗，如丧神守，皆属于火

某些温热病，在壮热亢极的时候，往往出现恶寒战栗、口噤鼓颔、惶恐不安，继而神志朦胧，甚至昏迷。此为阳热内郁，火热盛极反兼寒水之化，即《素问·阴阳应象大论》所谓"热极生寒""重阳必阴"。刘河间认为"心火热甚，亢极而战，反兼水化以制之"。当然，口噤鼓颔之症，并不完全属火，亦有阴盛阳虚而生寒者。如《素问·调经论》曰："阳虚则外寒。"亦有太阳伤寒将解而战汗者，仲景曰："其人本虚，是以作战。"可见，诸噤鼓栗，虽多属火，亦有因寒、因虚、因表者，应根据脉症详加辨认。

3. 诸逆冲上，皆属于火

因火性炎上，故临床上凡有气逆冲上现象的疾患，如呕吐、呃逆、喘急、呕血、衄血等，多因于火热所致，而以泄火降冲之法治之。例如胃之火热盛，可致呕吐、呃逆；肺之火热盛，可致呼吸喘急；热迫血妄行，可致呕血、衄血等。

临床是非常复杂的，并非所有气逆冲上现象的疾患都属于火，亦有因于寒或因于虚的。如胃热可致呕吐，胃寒亦可致呕吐；胃火上冲可致呃逆，病久胃虚亦可致呃逆。属于热者，宜清之降之；属于寒者，宜温之补之。寒热虚实之间，病机、治疗大相径庭，所当深辨。

4. 诸躁狂越，皆属于火

火为阳，阳主动，故火热为病，多出现躁动狂越的现象。正如刘河间所谓："热盛于外，则肢体躁扰；热盛于内，则神志躁动。"在临床上，因于火热所致的躁动狂越有两种病因：一种是外感热病，热势由轻转重，热极化火，扰及神明，可形成神志烦躁不宁、狂妄失常、谵语昏愦等症。例如伤寒、温病的阳明腑证，或热陷心包，也是属于火证的范围。另外一种是因为情志抑郁，痰蒙火扰，则往往出现无热的躁狂之证。轻者如肝火上炎，症见烦躁不宁、面红目赤、头晕目眩等。重者如肝火暴张，痰热上扰，清窍被蒙而出现躁狂之症，其治皆当以治火为先，清泄心肝。如症见躁狂妄越，又当辅以豁痰开窍。必须指出，躁证亦有属于阴躁者，从发病机制上讲，此属阴盛格阳，伤寒少阴证多有此象，这就不属于火。

5.诸病胕肿，疼酸惊骇，皆属于火

临证中每每见到踝跗部红肿热痛，严重时可致惊骇不安。按其发病部位来讲，不局限于踝跗部，身体任何部位的肌肤均可发生红、肿、热，属血分有热，火毒郁结，治以清火凉血为主。

6.诸胀腹大，皆属于热

热郁气滞，腑失通降，可致腹部胀大。临床上可见于嗜酒厚味者，因为湿热郁滞于中焦，致生胀满；或可见内热积滞，里热壅滞，大便燥结，腑气不通而致腹满胀大。治疗之法，如《素问·阴阳应象大论》所谓"中满者，泻之于内"。因湿热阻滞所致者，以清热化湿、除满导滞之方药论治，如用李东垣的中满分消丸。如果是因为里热结实者，以仲景之三承气汤、大柴胡汤、大黄牡丹皮汤等论治。

腹部胀满，有时并不完全属于热证，亦有属于寒证者。寒证与热证的鉴别其实也不难，因热所致的腹胀，病势比较急剧；因寒所致的腹胀，病势比较徐缓。此外，也可从患者的脉象、二便以及腹部拒按、喜按等情况，以区别寒热虚实。

7.诸病有声，鼓之如鼓，皆属于热

临床上见腹部胀大、鼓之如鼓而有肠鸣的，多由恣食肥甘厚味，传化迟滞，积滞生热，湿热中阻，肠胃之气升降失调，气不得宣所致。因系气滞腹胀，故叩击腹部如鼓之空响；湿滞肠中，气迫水窜而有肠鸣之声。治宜泄热利湿、消胀除满，前述中满分消丸可用。但腹胀肠鸣，鼓之如鼓，不尽属热，亦有属寒的。如《灵枢·师传》谓："胃中寒则腹胀，肠中寒则肠鸣飧泄。"《灵枢·口问》谓："中气不足，肠为之苦鸣。"

腹胀属寒属热，应根据脉象及其兼症，细心体认。一般而言，伴有腹满，大便黏滞不爽，矢气恶臭，肠鸣，口唇干燥，脉见洪数之象的属热证。

8. 诸转反戾，水液浑浊，皆属于热

总的说来，转、反、戾三者都是指筋脉肢体拘挛抽搐的现象，属于痉病的范畴。然致痉的原因很多，有谓六淫均可致痉。而本条所言，是属因风热兼化引起的痉病，其症必兼见小便黄赤不清，所以本条有"水液浑浊"一句。可见本条是阐明因热致痉的鉴别要点，正如张景岳所谓："小便浑浊者，天气热则水浑浊，寒则清洁，水体清而火体浊故也。又如清水为汤，则自然浊也。"由此也可看出，小便浑浊、小便黄赤不清是诊断热证的重要方法之一。

9. 诸呕吐酸，暴注下迫，皆属于热

本条是辨别胃肠因热引起呕吐、泄泻症状的鉴别方法。火性炎上，胃膈热甚，可致胃气上逆，发生呕吐，然呕吐之物必有酸腐之味，此为鉴别要点。火性疾速，肠中蕴热，湿热壅滞，热迫下注，可发生急剧腹泻，中医称为"暴泄如注"，多为黄色样便，或夹有黏液，同时伴有肛门灼热急迫的感觉。对此，张洁古称："暴泻非阴，久泻非阳。"

当然，上述之症尚应结合其他兼症加以分析，如见脘中灼热、渴思冷饮、口舌干燥、肛门灼热、小便涩赤、脉象滑数等症，方可确诊热证无疑。因寒所致之呕吐腹泻，一般无呕吐酸腐与下利窘迫之症，同时从其兼症加以分析则不难辨认。

10. 诸暴强直，皆属于风

这一条所说的风，还是指内风而言。至于前条"诸风掉眩，皆属于肝"是泛指临床上所见的肢体震颤抽搐、头目眩晕昏仆之类，皆属肝风范围。这一条所言，是指突然发生的肢体强直拘挛之症，是突出风性善行而数变之发病急、变化快的致病特点。

11. 诸痉项强，皆属于湿

痉病多由风邪引起，如前文所谓"诸风掉眩，皆属于肝""诸暴强直，皆属于风"便是。然其他邪气亦可引起，有人认为六淫皆可致痉。这条是针对湿邪引起的痉病而言。湿邪致痉，是于暑湿流行之令，湿热之邪外侵，湿热郁蒸，湿为热燥，酿为痰浊，内蒙心窍，外窜经络而致筋脉痉挛、神志昏愦。治宜清暑化湿，开窍息风。不过临床上因湿致痉还是比较少见的。故后世有的医家认为，此条非指痉病而言，乃是因湿所致的项强之症，也不是没有道理的。

12. 诸病水液，澄澈清冷，皆属于寒

前条水液浑浊，皆属于热；本条水液澄澈清冷，皆属于寒。可见，分析人体排出水液的清浊是区别寒热病证的一个要点。根据临床所见，凡上下所出水液澄澈清冷的，绝大多数属于虚寒一类的疾病。如咳出痰液清稀，多为肺寒；下利便溏清稀，多为肠寒等。张景岳谓："如秋冬寒冷，水必澄清也。"

通过以上讨论，可以看出"病机十九条"是对疾病的病理机制进行概括分类的一种形式，是临证时分析证候属性，寻找发病机制，探求发病原因的重要逻辑思维方法。认识与掌握疾病的病理机制，必须从分析证候入手。"证候"这一概念，一般是辨证的结果，是病因和病机的概括。所以，每条病机都是通过主症来寻找发病机制，追求发病原因，这是中医病机理论的特点。

"病机十九条"中属火属热占了9条，说明火热的病机是临床上最多见的。因为一切外感之邪，如风寒暑湿燥皆可化火，谓之五气化火。而五志亦可化火，饮食积滞也可转为火热之证。

后人对于病机的研究，或者发掘它的根源，或者辨别它的疑似，还有推论它的转变。如王冰说："心虚则热收于内，肾虚则寒动于中。"马玄台（马莳）则有深一层的看法："有其病化者，恐其气之为假；无其病化者，恐其气之为伏；病化似虚者，恐其虚之未真；病化似盛者，恐其盛之未确。"

中医临床大夫必须熟记"病机十九条"。只有对疾病的病机有了这样的一个概念，在临床实践中反复追求发病因素，才能比较容易得出结论，并依此类推，应用于其他病变。

第二十五讲　八纲辨证要点

一、阳气者，若天与日——阳气的变化是疾病形成的核心

《素问·生气通天论》曰："阳气者，若天与日，失其所则，折寿而不彰。故天运当以日光明。是故阳因而上，卫外者也。因于寒，欲如运枢，起居如惊，神气乃浮。因于暑，汗，烦则喘喝，静则多言，体若燔炭，汗出而散。因于湿，首如裹，湿热不攘，大筋緛短，小筋弛长。緛短为拘，弛长为痿。因于气，为肿，四维相代，阳气乃竭。

"阳气者，烦劳则张，精绝，辟积于夏，使人煎厥；目盲不可以视，耳闭不可以听，溃溃乎若坏都，汩汩乎不可止。阳气者，大怒则形气绝而血菀于上，使人薄厥。有伤于筋，纵，其若不容。汗出偏沮，使人偏枯。汗出见湿，乃生痤痱。高粱之变，足生大丁，受如持虚。劳汗当风，寒薄为皶，郁乃痤。"

又说："开阖不得，寒气从之，乃生大偻。陷脉为瘘，留连肉腠，俞气化薄，传为善畏，及为惊骇。营气不从，逆于肉理，乃生痈肿。魄汗未尽，形弱而气烁，穴俞以闭，发为风疟。"

又说："春伤于风，邪气留连，乃为洞泄。夏伤于暑，秋为痎疟。秋伤于湿，上逆而咳，发为痿厥。冬伤于寒，春必温病。四时之气，更伤五脏。"

又说："是故味过于酸，肝气以津，脾气乃绝。味过于咸，大骨气劳，短肌，心气抑。味过于甘，心气喘满，色黑，肾气不衡。味过于苦，脾气不濡，胃气乃厚。味过于辛，筋脉沮弛，精神乃央。"

这一节是以阳气为核心，说明一般疾病的形成。首先指出阳气有卫外作用，六淫的侵入都由阳气不固为主因；其次指出阳气过旺，可使血液妄行、阴分耗

散，尤其阳气旺，汗出而感受风寒水湿，还会变生其他疾患；再次指出阳气能养神、柔筋，如果内外失调，影响精神和形体后都有病变呈现；最后指出阳气虚弱而引起的病证，有当时即发的，有因某脏受损而至某一时期始发的；再由阳气而联系到阴味，并指出了阴味过度对于内脏的损害。整体看来，这是非常具体的一段病因病机理论，包括急性病和慢性病，也包括了内症和外症。但在本节里必须首先找出其主病及附带的病证，然后才能掌握其重点。例如因阳气不固而感受的寒证、暑证、湿证和风证都是主病，其中湿热不攘便是附带病证；又如因阳气耗散或上逆而致的煎厥或薄厥是主病，其他筋纵、偏枯、痤疿等便是附带病证。主要是有些病证都由主病传变，或因主病而连累，不能肯定其必有，显见的如疔疮，乃膏粱热毒之变，不关阳气诱发，可能是因痤疿而后发，则尤为附带中的附带病证了。

《内经》认为，阳气失调可以引起各种病证。如阳气卫外的功能失调，四时之邪侵犯，可以引起寒、暑、湿等病证，文中的"因于寒""因于暑""因于湿"等便是。"因于气，为肿，四维相代，阳气乃竭"，是指由于阳气衰竭不化水而引起的浮肿病证，脾、肾、心阳虚均可见到。另外，阳气失调，可引起"煎厥""薄厥""偏枯"等病证。厥者，逆也，气逆而阴阳失调，轻则手足寒冷，重则不知人事，都叫作"厥"。煎厥、薄厥即因阴阳不调所引起的一种病证，煎是形容阴精被煎熬后渐渐消失，薄形容有升无降的迫急之状。"煎厥""薄厥"同属厥证范围，且其发病之因皆为情志失调引起，但二者有虚实之分。"煎厥"属虚证范围，而"烦劳则张"是"煎厥"的致病原因。由于烦劳而造成阳气亢盛，"阳胜则阴病"，故致阳盛精绝。又逢夏季气候炎热，自然界阳气亢盛，更促进人体阴精虚损，无以敛阳，亢阳迫逆于上，故致"目盲不可以视，耳闭不可以听"，甚则出现昏厥不省人事。可以看出，本证阴虚是本，阳亢是标，所以治宜育阴潜阳、壮水制火。"薄厥"属实证范围，"大怒则形气绝"是其致病原因。由于大怒伤肝，肝阳暴张，气血上逆，上干清窍，故致眩晕昏厥，称作"薄厥"。本证在临床上多指气厥及中风昏厥的病证，治宜平肝降逆、镇肝息风。如果气血皆逆于上，筋脉失养，有伤于筋，可致"纵，其若不容"的瘫痪之证，这属于"薄厥"的并发病证，临床多见于中风后的半身不遂，治宜益气养营、疏筋通络。

阳气不固，寒邪内侵，气血失调，可致偻、瘘、痈、疽诸证。偻为寒邪内侵，阳气受伤，筋脉失去温养所致的腰脊伛偻弯曲。临证中，伛偻之证属寒者居多，治宜温阳散寒、强筋壮骨。"瘘"与"痈肿"皆属外科疾患，其发生原因均可由寒邪侵入经脉，以致营逆血瘀，腐肌坏肉所致。然而，一般说来，"痈肿"多为阳性疮疡，可由寒滞经络，郁而化热，热腐肌肉，而为痈肿腐脓。"瘘"为疮疡不愈，经年成瘘，故多为阴性疮疡。寒者宜温阳散寒，益气养血；热者宜清热解毒，凉血消痈。所以说，治疗方法是截然不同的。至于"传为善畏，及为惊骇"为痈、瘘经久不愈所出现的神志异常现象，此在疮疡中多属逆证范围，为疮毒内迫所致。临床多见于痈疽恶化所引起的脓毒症、败血症之类。

由于阳气失调是发生各种疾病的重要原因，所以固护阳气是至关重要的。日常生活中我们要顺应四时之序，以涵养精神，无过烦劳以扰动阳气，使阳气固密，邪弗能害；而中医大夫在临床治疗过程中也要注意固护阳气。

后面指出阳气虚弱所引起的病证，有当时即发的，有因某脏受损而至某一时期始发的。这里提到的春季受了风邪至夏天生泄泻，夏季受了暑邪至秋天生疟疾等，在《阴阳应象大论》里说的比较简要："冬伤于寒，春必病温；春伤于风，夏生飧泄；夏伤于暑，秋必痎疟；秋伤于湿，冬生咳嗽。"这种受邪而不即发病的，过去称作"伏气"。伏气的意义与现代所说的潜伏期有些相似，古代没有病毒、病原体的研究，古人看到季节性的发病，认为是脏气亏损，而脏气的亏损是由于调养不当，于是有追根寻源的想法，这与《素问·四气调神大论》所说的"逆之则伤肝，夏为寒变；逆之则伤心，秋为痎疟"等理论完全一致。清代雷少逸曾根据《内经》四时六气为病，分作即病和不即病而写成《时病论》一书，有法有方，可以参阅。至于有关伏气的争辩，这里暂不做讨论。

《内经》原文："阳气者若天与日，失其所则，折寿而不彰，故天运当以日光明。是故阳因而上卫外者也。因于寒，欲如运枢，起居如惊，神气乃浮……"很明显，这里所说的都是从阳气不固或阴阳不平衡以后引起的疾患，不把阳气提出来是不容易理解的，此其一。其次，阳气的本能如何？又怎么会使阳气不固和失其平衡？《内经》中原有交代，如果不把这总纲弄清楚，对以下的许多病证也会产生模糊之感。因此，我个人认为应做如下的修改："阳因而上卫外者也，欲如运枢，起居如惊，神气乃浮。因于寒，体若燔炭，汗出而散；因于暑，汗，烦则喘喝，静则多言；因于湿……"这样，第一、第二两句说明了阳气的本能和正常现象；第三、第四两句说明了阳气的失常与生活起居有关；第五、第六两句说明了因此而受寒的症状。这样后面的都可迎刃而解了。另外《内经》原文在煎厥之下，有"目盲不可以视，耳闭不可以听，溃溃乎若坏都，汩汩乎不可止"数句；大怒之上，有"阳气者"三字；开阖不得之上，有"阳气者，精则养神，柔则养筋"三句；味过于酸上，有"阴之所生，本在五味；阴之五宫，伤在五味"四句。倘若把这些都去掉，都会失去《内经》本意，故均补入。

这一部分是指出疲劳过度、情志波动和生活不安定等都能引起阳气变化，使体内失其平衡，而外邪乘机侵袭，造成外感、内伤等一系列病证。道生篇中所讲的"真气从之，病安从来"是它的最好注脚。

二、邪气盛则实，精气夺则虚——虚实是辨证论治的关键环节

《素问·通评虚实论》曰："邪气盛则实，精气夺则虚。"

虚实，是体现人体正气与病邪相互对抗消长的病理。一般病证，不外虚实两大类。从原因来说，风寒暑湿燥火等外邪侵入的多是实证，气血精神津液等内脏损伤的多是虚证；从现象来说，急性、进行性、机能兴奋的多是实证，慢性、退行性、机能衰减的多是虚证。故经络障碍、脏腑壅塞、气分郁结、瘀血停留、脉象弦大紧急等多属于实，如《伤寒论》里的麻黄汤证、白虎汤证、承气类方证等，

以及顽痰瘀血留结脏腑所致的大积大聚等都属于"邪气盛则实"的一类。面色㿠白、形体疲劳、精神萎靡、呼吸低微、脉象细小软弱等多属于虚，如《伤寒论》里的四逆汤证、理中汤证、复脉类方证等是属于"精气夺则虚"的一类。由于虚实是表示邪气与精气，也就是表示病与人两方面，所以邪气只有实而无所谓虚，精气只有虚而无所谓实。

《伤寒论》对于虚实这个问题非常重视，逢到紧要关头都有指出，如说："发汗病不解，反恶寒者，虚故也；阳明病谵语……不大便，脉反微涩者，里虚也，为难治；伤寒中风，医反下之，其人下利日十数行，谷不化，腹中雷鸣……此非热结，但以中气虚；太阳病得之八九日……脉微而恶寒者，此阴阳俱虚，不可更发汗更下更吐也。"又如说："伤寒六七日……无表证，大便难，身微热者，此为实也，急下之；伤寒十三日不解，胸胁满而呕……潮热者，实也；若下利，脉当微厥，今反和者，此为内实也；少阴病饮食入口则吐……此为胸中实，不可下也，当吐之。"诸如此类，不能悉举。可见虚实是辨证论治的关键环节。

虚实的辨别，是从复杂的症状、脉象和体力以及其他情况，经过综合观察所得的结果，并分出形气俱实、形气俱虚和形虚证实的不同程度。"实者泄之""虚者补之"，这是治疗虚、实病证的两大法则。虚证和实证虽是对立的两类证候，但在疾病过程中，由于邪正对抗势力的消长转化，往往出现虚实夹杂，即虚中夹实、实中夹虚和虚实转化的情况。因此，临证中对虚实错杂的证候，又当采用攻补兼施的治疗方法。

三、阳虚则外寒，阴虚则内热；阳盛则外热，阴盛则内寒——八纲辨证是辨证总纲

《素问·调经论》曰："帝曰：阳虚则外寒，阴虚则内热；阳盛则外热，阴盛则内寒。不知其所由然也。岐伯曰：阳受气于上焦，以温皮肤分肉之间。今寒气在外则上焦不通，上焦不通则寒气独留于外，故寒栗。帝曰：阴虚生内热奈何？

岐伯曰：有所劳倦，形气衰少，谷气不盛，上焦不行，下脘不通，胃气热，热气熏胸中，故内热。帝曰：阳盛则外热奈何？岐伯曰：上焦不通，则皮肤致密，腠理闭塞，玄府不通，卫气不得泄越，故外热。帝曰：阴盛生内寒奈何？岐伯曰：厥气上逆，寒气积于胸中而不泻，不泻则温气去，寒独留，则血凝泣，凝则脉不通，其脉盛大以涩，故中寒。"

这一节讨论疾病的阴阳虚实有内外寒热的区别。我们可以认识到内外寒热就是表里寒热，如果把阴阳、虚实、表里、寒热合并起来说，就是中医理论体系中的八纲，八纲中阴阳是纲领中的纲领，虚实是表里和寒热的纲领，虚实必须结合表里、寒热才能细致地分析病情，做出明确的诊断。

寒和热都要分辨属于虚、属于实的两个方面。"阳虚则外寒"，这是属于虚寒证。因为阳主外，其气热，阳虚则失去温煦作用，所以产生肢冷畏寒的外寒现象。"阴虚生内热"，是属于虚热证。因为阴主内，其属水，阴虚则水不济火，阴不制阳，会导致阳亢，而产生内热。"阳盛则外热"，是属于实热证。此多见于外感邪热入里，阳亢热盛，其身壮热，故云"外热"。"阴盛则内寒"，是属于虚寒证。阴主内，其气寒，阴之所以盛，主要是由于阳虚造成的。阳虚外寒，阴虚内热，阴盛内寒，都属于虚，唯独阳盛外热则属于实。在治疗上，由盛而虚者，盛为本，虚为标，如阳盛外热则以清泄热邪为主；由虚而盛者，虚为本，盛为标，如阳虚阴盛以补阳消阴为主，阴虚内热以育阴潜阳为主。这也是符合"治病必求于本"的原则。

后世在《内经》的启发下进一步拓展，对虚实做了更细致的分类。实证分为表实证、里实证、实寒证、实热证和假虚证。其中表实证包括感冒和急性热病初期等，治以发散为主，如麻黄汤、葱豉汤之类；里实证范围最广，凡水湿痰食等阻滞于内，不分上中下三焦都属之，治法亦包括催吐、消导、攻下等，如大陷胸汤、枳实导滞丸之类；实寒证包括表和里的寒性实证，如表寒用麻黄汤，里寒用四逆汤之类；实热证包括表和里的热性实证，如表热用银翘散、里热用黄连解毒汤之类；假虚证指"大实有羸状"，多属里证，依照寒、热实证分别治之。虚证又可分为表虚证、里虚证、虚寒证、虚热证、假实证等。其中表虚证指阳虚自汗或体弱易受风邪等证，治以固涩为主，如牡蛎散、玉屏风散之类；里虚证范围亦广，凡内脏精气虚弱、机能衰退多属之，治法包括补气、养血、益精、生津等，如四君子汤、四物汤、龟鹿二仙胶之类；虚寒证即阳虚一类，治宜温补，王冰所谓"益火之原，以消阴翳"，如理中汤、附子汤之类；虚热证即阴虚一类，治宜清滋补养，王冰所谓"壮水之主，以制阳光"，如六味地黄汤、清骨散之类；假实证指"至虚有盛候"，多属里证，依照寒、热虚证分别治之。

　　临床大夫对于病证的发现，并不是像书本上描述的那么简单，往往还会有表实里虚的、表虚里实的，也有表里俱实或表里俱虚的，必须考虑邪正消长的程度，决定治疗的缓急轻重。对于扶正祛邪，张景岳在《类经·论治类四》中曾说："夫正者本也，邪者标也。若正气既虚，则邪气虽盛亦不可攻，盖恐邪未去而正先脱，呼吸变生，则措手不及。""若正气无损者，邪气虽微，自不宜补，盖补之则正气无与，而邪反盛，适足以借寇兵而资盗粮。故治实证者，当直去其邪，邪去则身安，但法贵精专，便臻速效，此治实之道也。"而对于疾病的轻重缓急，张景岳则认为："所谓缓急者，察虚实之缓急也。无虚者，急在邪气，去之不速，留则生变也。多虚者，急在正气，培之不早，临期无济也。微虚微实者，亦治其实，可一扫而除也；甚虚甚实者，所畏在虚，但固守根本以先为己之不可胜，则邪无不退也。二虚一实者兼其实，开其一面也；二实一虚者兼其虚，防生不测也。"说明了虚实证的变化及其治法，纯虚纯实证不难辨别施治，只有虚中之实、实中之虚最宜留意，而缓急轻重是处置时的一个关键。

四、脏腑辨证也重要

　　有关脏腑辨证的问题，有的同学说秦伯未老先生在《中医入门》里并没有谈到脏腑辨证。中医的脏腑辨证、藏象学说早在《内经》里面就有了。《中藏经》

里也早就有了脏腑辨证的分型，而后世的脏腑辨证基本是在《备急千金要方》（简称《千金方》）的基础上建立起来的。《千金方》里面的疾病分类，基本上是按照肝、心、脾、肺、肾等五脏六腑来分的，到了钱乙的《小儿药证直诀》就更清晰了。从《辅行诀脏腑用药法要》到李东垣，脏腑辨证的方法就逐渐成形了。《伤寒论》的辨证方法是以六经辨证为主，后世认为内伤杂病多是遵循《金匮要略》为主的辨治思路，而外感病则以《伤寒论》的六经辨证为主。秦老在讲《中医入门》的时候，不想让大家一下子就先蒙到脏腑里面，因此就没有特别去提脏腑辨证。现今中医院校学生则很少谈六经辨证，绝大部分都在谈脏腑辨证，因为脏腑辨证比较容易掌握，尤其是学了西医知识后，心、肝、脾、肺、肾等似乎都能看见，更显得六经太抽象了。你看不见太阳经，什么少阳经、太阴经也都看不见，所以就显得六经辨证没有脏腑辨证那么具体。我觉得这几种不同的辨证方法都有各自的优缺点，都是反映古人对疾病的不同认识方法，对于一个好的中医大夫来说，都应该全面认识和掌握。

第二十六讲　中医治病，重在调气

一、百病生于气也——九气为病的诊治思路

《素问·举痛论》云："帝曰：余知百病生于气也。怒则气上，喜则气缓，悲则气消，恐则气下，寒则气收，热则气泄，惊则气乱，劳则气耗，思则气结，九气不同，何病之生？岐伯曰：怒则气逆，甚则呕血及飧泄，故气上矣。喜则气和志达，荣卫通利，故气缓矣。悲则心系急，肺布叶举，而上焦不通，荣卫不散，热气在中，故气消矣。恐则精却，却则上焦闭，闭则气还，还则下焦胀，故气不行矣。寒则腠理闭，气不行，故气收矣。炅则腠理开，营卫通，汗大泄，故气泄矣。惊则心无所倚，神无所归，虑无所定，故气乱矣。劳则喘息汗出，外内皆越，故气耗矣。思则心有所存，神有所归，正气留而不行，故气结矣。"

这一段主要是讨论九气为病的病理机制。黄帝问岐伯，说我知道很多疾病都是由气机失调而产生的。如果情志愤怒，则使人体之气上逆，大喜则使气虚缓，悲哀则使气消散，恐惧则使气下陷，遇寒则使气收敛，受热则使气外泄，受惊则使气紊乱，过劳则使气耗散，思虑则使气郁结，这样九气各不相同，会生什么疾病？岐伯说大怒能使肝气上逆，严重的可以引起呕血；肝气逆而克脾土，可以发生飧泄，所以说"怒则气上"。喜则气和顺而志意畅达，荣卫之气通利，所以说"喜则气缓"。悲哀过甚，则心系急，悲则伤肺，而使肺叶张大升举，致使上焦之气不得宣通，荣卫之气也得不到散布，热气郁于胸中，热能耗气，所以说"悲则气消"。恐惧能使精气下陷，精气下陷则下元之气不能上升，致上焦之气闭塞；上焦之气闭塞则上升之气复还下焦，上下不能通利，气郁于下，则使下焦胀满，所以说"恐则气下"。寒邪侵入人体，能使腠理闭塞，荣卫之气不得流行而闭于

内，所以说"寒则气收"。热则腠理开发，荣卫之气流通，汗大出，气亦随之外泄，所以说"炅则气泄"。突然受惊则心悸动荡如无所倚，神志无所归宿，谋虑无所决定，所以说"惊则气乱"。劳役过度则气喘汗出，气喘为气动于内、气从内越，汗出为阳越于外、气从外泄，这是内外之气皆越出于外，所以说"劳则气耗"。过于思虑，则精神集中，心意有所专存，心神有所归注，能使正气留结而不运行，所以说"思则气结"。

其中喜、怒、悲、恐、惊、思等是指情志而言。情志失调的病理特点，主要是引起内脏的功能失调，气机紊乱，就是这里所说的"气上""气缓""气消""气下""气乱""气结"的道理。"寒""热"为天之阴阳所化。寒邪外来则使"气收"，热气蒸发则使"气泄"，此虽可伤气，但与七情失调内伤脏气是有区别的。另外，生活当中的劳役过度亦耗人正气。疾病的发生，以七情太过、寒热失调引起的为多，因此得出所谓的"百病生于气也"。

中医治病，向来重气。《内经》在病理方面曾提出：①气并：气偏着于一处，如《腹中论》说"须其气并而治之"；②气迫：五脏之气相迫为病，如《六节藏象论》说"不及则所胜妄行，而所生受病，所不胜薄之也，命曰气迫"；③气逆：气上行而不顺，如《通评虚实论》说"气逆者足寒也"；④气反：病气相反，如《五常政大论》说"气反者，病在上取之下，病在下取之上"；⑤气淫：五脏之气的内相侵犯，如《六节藏象论》说"太过则薄所不胜而乘所胜也，命曰气淫"；⑥气绝：生气灭亡，如《经脉》篇说"六阳气绝则阴与阳相离"等。说明人身之气极其重要，一旦失常，都能引起生理障碍，发生病变以至死亡。后人又以气滞、气壅、气郁、气积、气聚、气闭等作为病理的解释，因而在病证方面也有气中、气厥、气膈、气胀、气鼓、气水、气呃、气极、气淋、气痔、气秘、气瘿、气瘤和气疝等名称。

"气"究竟是什么？在目前很难加以定义，有些地方代表一种能力，有些地方指的是一种物质。我个人的看法，前人把气和血同样对待，认为血是物质，气也应该是物质，气所发生的作用，就是所谓的能力。中国古代唯物主义哲学都认为气是最根本的原始物质，那么古人看到了有形的血，可能觉察还有充满在血液里的最细微的、肉眼不能看到的一种物质，这种物质的作用，能改善血液的功能和帮助血液的正常流行，就称作"气"。所以气和血作为构成机体的重要物质，是绝对不能分离的。如果气受到心理上、环境上的刺激，不论情志方面的怒、喜、悲、恐、惊、思，还是气候方面的寒、热，以及工作方面的劳动，都会影响到血。《内经》在这一节里所说的"呕血""营卫通利"和"营卫不散"，与"上焦闭""心无所倚"和"正气留而不行"等，都包括血分在内。相反地，后世在血分病方面，有"理气和血""行气逐瘀""血脱益气""祛寒活血""清热凉血"等方法，同样没有离开过气。从这些地方可以认识气和血的密切关系，决不能因为无形就认作是空虚的。至于真气、精气、元气等是指整个机体的物质，包括气血和其他成分在内，又不同于一般的气，应予分别认识。有关气的问题是中医基本理论之一，中医大夫必须在临床过程中多加体会。

二、今夫热病者，皆伤寒之类也——外因热病的诊治法则

《素问·热论》云："帝曰：今夫热病者，皆伤寒之类也。或愈或死，其死皆以六七日间，其愈皆以十日以上者，何也？不知其解，愿闻其故。岐伯对曰：巨阳者，诸阳之属也。其脉连于风府，故为诸阳主气也。人之伤于寒也，则为病热，热虽盛不死。其两感于寒而病者，必不免于死。伤寒一日，巨阳受之，故头项痛，腰脊强。二日阳明受之，阳明主肉，其脉侠鼻络于目，故身热目疼而鼻干，不得卧也。三日少阳受之，少阳主胆，其脉循胁络于耳，故胸胁痛而耳聋。三阳经络皆受其病，而未入于脏者，故可汗而已。四日太阴受之，太阴脉布胃中络于嗌，故腹满而嗌干。五日少阴受之，少阴脉贯肾，络于肺，系舌本，故口燥舌干而渴。六日厥阴受之，厥阴脉循阴器而络于肝，故烦满而囊缩。三阴三阳、五脏六腑皆受病，荣卫不行，五脏不通，则死矣。……其未满三日者，可汗而已。

其满三日者，可泄而已。"

《热论》是《素问》的篇名，专论外因的热病，概括了病程、症状、治法和饮食禁忌等。其中两感指的是表里同病，如太阳与少阴同病为头痛、口干、烦满；阳明与太阴同病为腹满、身热、不欲食、谵语；少阳与厥阴同病为耳聋、囊缩、厥逆。这段里提到的"三日""四日""五日""六日"是说明病邪发展的次序，含有第一期、第二期的意思，不但不能呆板地看作一天，也不能认为热病一定要经过这六个阶段才会痊愈。

《生气通天论》里的"因于寒，体若燔炭，汗出而散"，与本节所说"热病者，皆伤寒之类也""热虽甚不死"和"可汗而已"的意义完全相同。本节就在这基础上把病程、症状等加入，做了较详细的叙述，成为急性热病的专论。由于寒邪所引起的发热不同于温热之邪，故《内经》在本篇原文里有："凡病伤寒而成温者，先夏至日为病温，后夏至日为病暑。"很显然，这里所谓伤寒是外感的通称，说明受了寒邪可以成热病，如果在夏至前后感邪而生的热病，由于气候的性质改变，便是温病和热病了。

《内经》把热病称作"伤寒"一类，张仲景著《伤寒论》包括一般热性病；《内经》把症状用六经来划分，《伤寒论》也用六经来区别证候。究竟《内经》和《伤寒论》是不是一个体系？这是一个疑问。有人说，《内经》有一日、二日是按日循序的病程记录，《伤寒论》没有标明日期是一个不循序的病程分类；《内经》的症状和《伤寒论》六经提纲所述不尽符合，所以《内经》和《伤寒论》不能并为一谈。首先，我认为《伤寒论》的三阴三阳次序与《内经》的六经次序基本上相同，它在太阳篇里说："伤寒一日，太阳受之，脉若静者为不传。"又说："伤寒二三日，阳明、少阳证不见者，为不传也。"又说："伤寒三日，少阳脉小者，为欲已也。"可见《伤寒论》也注意到日期，而这日期与《内经》没有异样，此其一。其次，在症状方面，《伤寒论》里太阳病、少阳病、太阴病提纲所述与《内经》所说相类似，阳明、少阴和厥阴的提纲虽有出入，但在其他条文里仍可寻得。如阳明篇的"脉浮发热，口干鼻燥，能食者则衄"，少阴篇的"口燥咽干者，急下之"，厥阴篇的"其人躁无暂安时者，此为脏厥"等，实际上并无差距，此其二。最后，其他所述两感的症状、六经欲愈的症状，以及辨脉的方法、用药的规律和伤寒与温病的鉴别等，两两对照，也都有共同之点。这些可以说明，《伤寒论》不是张仲景凭空创造的，而是接受了前人的思想指导，在实践中积累丰富起来的。他在序文里说"勤求古训"和"撰用《素问》"，老老实实地说出了他学术的渊源。少数人把《内经》和《伤寒论》分割的主要原因，在于《汉书艺文志》将《内经》列入医经家，而把《伤寒论》列入经方家，于是就把《内经》看作仅仅是理论书，不切实用，并看到《内经》里有很多地方讲到针灸，从而疑是针灸的专书对内科没有多大用处。另一方面，受了日本汉方医以《伤寒论》为主要研究对象的影响，更忽视了对《内经》的研究。加之进一步产生了废医存药和中医只有经验没有理论等一系列的错误，也陷入对祖国传统文化遗产的虚无主义的严重错误。通过本节的学习，至少明确《伤寒论》的成功并非与《内经》毫不相关。如果没有《内经》的理论指导，《伤寒论》的实践就是盲目的实践，那它还会成为中医临床治疗的经典么？

三、肝热病者，左颊先赤——五脏热病预见诊法

《内经》中还描述了热病预见诊法。《素问·刺热论》曰："肝热病者，左颊先赤。心热病者，颜先赤。脾热病者，鼻先赤。肺热病者，右颊先赤。肾热病者，颐先赤。"认为病证虽未显著，但见面部病色，即应防治。传统中医以辨证为主，《刺热论》篇中本来就重视临床症状，现补录如下："肝热病者，小便先黄，腹痛、多卧，身热，热争。"以上说的是最先出现的症状，热争是指邪正交争，故以下为热势加剧后的症状："狂言及惊，胁满痛，手足躁，不得安卧""心热病者，先不乐，数日乃热，热争则卒心痛，烦闷善呕，头痛，面赤无汗"；"脾热病者，先头重、颊痛、烦心、颜青、欲呕、身热，热争则腰痛不可

用俯仰，腹满泄，两颔痛""肺热病者，先淅然厥，起毫毛，恶风寒，舌上黄，身热，热争则喘咳，痛走胸膺背，不得太息，头痛不堪，汗出而寒""肾热病者，先腰痛胻酸，苦渴数饮，身热，热争则项痛而强，胫寒而酸，足下热，不欲言"。

第二十七讲　内科常见病证的证治

―――――――――――――　ﾟ　――――――――――――――

一、风寒湿三气杂至，合而为痹也——痹证的分类及症状表现

《素问·痹论》曰："风寒湿三气杂至，合而为痹也。其风气胜者，为行痹；寒气胜者，为痛痹；湿气胜者，为着痹也。"

风寒湿三气错杂而至，合而侵入人体，发为痹证。其中风邪偏胜的，成为行痹；寒邪偏胜的，成为痛痹；湿邪偏胜的，成为着痹。《素问·痹论》中对痹分类的名目是很多的。以受病季节和邪犯部位的不同，而定出了皮、肉、筋、脉、骨等痹的命名，这属于肢体痹的范围。肢体痹不愈可以内从其合而传入五脏，又定出心、肺、肝、肾、脾、肠、胞等痹的名称，更有传及六腑的。尽管其名目繁多，但其主要的致病因素不外乎是风、寒、湿三气。因此，《内经》又从痹的成因及其症状特点进行分类，这既能概括其他各种痹证，又便于辨证识因，从而掌握治疗关键。

《素问·痹论》云："帝曰：荣卫之气，亦令人痹乎？岐伯曰：……逆其气则病，从其气则愈。不与风寒湿气合，故不为痹。帝曰：善。痹，或痛，或不痛，或不仁，或寒，或热，或燥，或湿，其故何也？岐伯曰：痛者，寒气多也，有寒故痛也。其不痛不仁者，病久入深，荣卫之行涩，经络时疏，故不通；皮肤不营，故为不仁。其寒者，阳气少，阴气多，与病相益，故寒也；其热者，阳气多，阴气少，病气胜，阳遭阴，故为痹热。其多汗而濡者，此其逢湿甚也。阳气少，阴气盛，两气相感，故汗出而濡也。帝曰：夫痹之为病，不痛何也？岐伯曰：痹在于骨则重，在于脉则血凝不流，在于筋则屈不伸，在于肉则不仁，在于皮则寒。故具此五者，则不痛也。凡痹之类，逢寒则虫，逢热则纵。"

　　本节经文是讨论痹病的成因、病理和症状分析。痹病的成因是风寒湿三邪
侵犯人体导致营卫不和，所谓"不与风寒湿气合，故不为痹"。痹病的症状不一，
如疼痛、不痛、麻木不仁、身寒、身热、挛急、弛缓等。疼痛的发生，是寒凝血
涩，不通则痛，故谓"有寒故痛也"。痹病无疼痛的，是邪气只侵及筋、骨、脉、
肌、皮之有形，而未伤及气分，血气滞逆不甚，气机仍然和调通达的，则痛的症
状就不显著，这就是《素问·阴阳应象大论》所谓"气伤痛"，也就是本文所谓"经
络时疏，故不痛"。对此，张志聪在《黄帝内经素问集注》中批注："气伤痛，此
论邪痹经脉骨肉之有形，而不伤其气者，则不痛也。……如病形而不伤其气，则
只见骨痹之身重，脉痹之血凝不行，筋痹之屈而不伸，肉痹之肌肉不仁，皮痹之
皮毛寒冷，故具此五者之形证而不痛也。"麻木不仁是营卫失调，肌肤失养所致。
痹病有寒、热的不同，此与体内阳气多少，以及邪从寒化、热化有关。至于痹病
属寒的肢节多挛急，属热的肢节多弛纵，亦是临床所常见的。

　　《素问·痹论》云："帝曰：内舍五脏六腑，何气使然？岐伯曰：五脏皆有合，
病久而不去者，内舍于其合也。故骨痹不已，复感于邪，内舍于肾。筋痹不已，
复感于邪，内舍于肝。脉痹不已，复感于邪，内舍于心。肌痹不已，复感于邪，
内舍于脾。皮痹不已，复感于邪，内舍于肺。所谓痹者，各以其时，重感于风寒
湿之气也。"

　　《内经》根据痹证发生的原因及其症状特点分为三种，即"其风气胜者为行
痹，寒气胜者为痛痹，湿气胜者为着痹"，这对指导辨证施治很有实践意义。在
此基础上，又根据痹证的发病部位及其内传的特点，分为肢体痹与内脏痹，并按
五脏与体表组织内外相合的关系，又皆分之为五。肢体痹日久不愈，又重复感受
了风寒湿之邪，引起反复发作，邪重气深，脏气渐衰，就会向内传于五脏，引起
内脏痹，这是痹证内传的病理机制。"所谓痹者，各以其时，重感于风寒湿之气
也。""各以其时"是指在其所主的时令，重复地感受了邪气，如筋痹不愈，于春
令复感于邪，则内舍于肝，成为肝痹。

二、五脏使人痿——痿证的诊治

《素问·痿论》曰："黄帝问曰：五脏使人痿，何也？岐伯对曰：肺主身之皮毛，心主身之血脉，肝主身之筋膜，脾主身之肌肉，肾主身之骨髓。故肺热叶焦，则皮毛虚弱急薄，著则生痿躄也；心气热，则下脉厥而上，上则下脉虚，虚则生脉，枢折挈，胫纵而不任地也；肝气热，则胆泄口苦，筋膜干，筋膜干则筋急而挛，发为筋痿；脾气热，则胃干而渴，肌肉不仁，发为肉痿；肾气热，则腰脊不举，骨枯而髓减，发为骨痿。"

揣摩《内经》的用意，痿和痹是两个相对的病证，多发于肢体。从发病原因上讲，痹病的发生是感受风寒湿邪，邪从外以合内；痿病的发生，是五脏因热灼津，筋骨肌肉失养而成痿，病是由内而及外。从症状上讲，痹病多表现肢节疼痛，或兼麻木不仁；痿病表现四肢痿废不用，肌麻痹，不知痛痒。痹病多表现为发作性，痿病多表现为持续性。痿属于热，痹属于寒；痹病多实，痿病多虚。因此，治疗上痹病多治以疏风、除湿、散寒、通络之品，以驱除外邪为主；痹之侵入内脏，始可议补，如《金匮要略》所谓"治宜针引阳气"。痿病应以清润肺胃，调补肝肾为主，即《内经》指出"治痿独取阳明"。可见虚实不同，治疗有异。

《素问·痿论》曰："五脏因肺热叶焦，发为痿躄，此之谓也……论言治痿者，独取阳明，何也？岐伯曰：阳明者，五脏六腑之海，主润宗筋，宗筋主束骨而利机关也。"

痿病的发生，主要关系肺胃二脏。如果只有肺热而胃津不亏，能润宗筋而利关节，则不致成痿。所以必因"肺热叶焦，而兼胃燥津亏，不能润宗筋利关节，方成痿病。故治宜清热润燥，滋肺益胃。

三、得寒乃生，厥乃成积也——积病的成因

《灵枢·百病始生》曰："黄帝曰：积之始生，至其已成，奈何？岐伯曰：积之始生，得寒乃生，厥乃成积也。黄帝曰：其成积奈何？岐伯曰：厥气生足悗，

悗生胫寒，胫寒则血脉凝涩，血脉凝涩则寒气上入于肠胃，入于肠胃则䐜胀，䐜胀则肠外之汁沫迫聚不得散，日以成积。卒然多食饮，则肠满。起居不节，用力过度，则络脉伤。阳络伤则血外溢，血外溢则衄血；阴络伤则血内溢，血内溢则后血。肠胃之络伤，则血溢于肠外，肠外有寒，汁沫与血相搏，则并合凝聚不得散，而积成矣。卒然外中于寒，若内伤于忧怒，则气上逆；气上逆，则六输不通，温气不行，凝血蕴里而不散，津液涩渗，著而不去，而积皆成矣。"

厥，作逆字解，即气血厥逆阻滞的意思。"厥气生足悗"中的"厥气"，是指寒气厥逆于下；"悗"，作闷字解，"足悗"是指足部痛滞不舒。张景岳曰："厥气，逆气也。寒逆于下，故生足悗，谓肢节痛滞不便利也。"至于阳络与阴络，张志聪："阳络者，上行之络脉，伤则血外溢于上而为衄；阴络者，下行之络脉，伤则血内溢而为后血。"这是说阳络在外而向上行，阴络在内（是与阳络相对而言）而向下行。

积病的形成，不外寒凝血涩，气血阻滞结聚所致，即本文所谓"得寒乃生，厥乃成积"，这是积病形成总的因素和机制所在。本文所述形成积病的具体过程，归纳起来：一因寒邪侵入肠胃，寒凝气滞，血络阻滞；二因饮食过饱，肠满失运；三因起居不节，用力过度，损伤血络；四因情志失调，兼夹寒邪。这些因素错综作用于人体，乃得积病。

四、肺为喘呼，肾为水肿——水肿病的病机及主要病候

《素问·水热穴论》云："帝曰：肾何以能聚水而生病？岐伯曰：肾者胃之关也，关门不利，故聚水而从其类也。上下溢于皮肤，故为胕肿。胕肿者，聚水而生病也。帝曰：诸水皆生于肾乎？岐伯曰：肾者牝脏也，地气上者属于肾，而生水液也。……故水病下为胕肿，大腹，上为喘呼不得卧者，标本俱病。故肺为喘呼，肾为水肿；肺为逆不得卧，分为相输俱受者，水气之所留也。"

本节经文主要讨论水肿病的机理和主要病候。水液的代谢与排泄的障碍，关

系到许多脏腑，但归根结底在于阳气的蒸腾、推动，以分清浊，司开阖，行升降出入。而阳之根，生气之源，在于肾间动气，命门真阳。所以有关水液代谢失常而引起的水肿，主要责之于肾，此即本节经文所谓"地气上者属于肾，而生水液也"。本节经文一开始就提出"肾者胃之关"，马玄台认为"关者，有出入所司之义也"。肾主下焦，膀胱为腑，开窍于二阴。故肾气化则二阴通，肾气不化则二阴闭，闭则胃上满，故曰"肾者胃之关也"。而肺主肃降，通调水道而为水之上源，故水肿病证除主要与肾有关外，又与肺之病机有关，亦即本文所谓"标本俱病"。张景岳认为："言水能分行诸气，相为输应而俱受病者，正以水气同类，水病则气应，气病则水应，留而不行，俱为病也。"文中所列举的"胕肿、大腹""喘呼"等症，即是肺肾同病的证候。故在治疗上，亦应肺肾同治，除温肾化水外，还佐以降肺利气之品，始能收到满意效果。对于肾病水饮停聚的机理，张景岳总结认为："少阴脉从肾上贯肝膈入肺中，所以肾邪上逆，则水客于肺。故凡病水者，其本在肾，其末在肺，亦以金水相生，母子同气，故皆能积水。"

五、五脏六腑胀病的临床表现

《灵枢·胀论》曰："夫心胀者，烦心短气，卧不安。肺胀者，虚满而喘咳。肝胀者，胁下满而痛引小腹。脾胀者，善哕，四肢烦悗，体重不能胜衣，卧不安。肾胀者，腹满引背，央央然腰髀痛。六腑胀，胃胀者，腹满，胃脘痛，鼻闻焦臭，妨于食，大便难。大肠胀者，肠鸣而痛濯濯，冬日重感于寒，则飧泄不化。小肠胀者，少腹䐜胀，引腰而痛。膀胱胀者，少腹满而气癃。三焦胀者，气满于皮肤中，轻轻然而不坚。胆胀者，胁下痛胀，口中苦，善太息。"

总的来讲，胀病的症状是指胀闷不适或兼疼痛而言。其发生原因，不外情志抑郁、寒温失调、饮食不节等因素引起。本文所论的胀病，主要包括胸腹和皮肤的胀满病证。从其症状分析，这里概括了气滞、络阻、水停、痰结等病理因素在内，但总的是由于气机阻滞所致。此即《胀论》所谓的"夫胀者，皆在于脏腑之外，排脏腑而郭胸胁，胀皮肤，故命曰胀"。五脏六腑皆在于胸腹之中，根据脏腑所居及其经脉分布，各有一定的外应部位。故本文以脏腑进行分类，对指导辨证施治有一定实践意义。例如肝居胁下，其脉抵小腹，布胁肋，故肝郁气滞则为胁肋胀满疼痛牵引小腹，治宜疏肝理气。三焦主气化，其气通达于一身之表里内外，而有疏通水道的作用。所以三焦气滞，可致通身肿胀，这又似后世所说的气胀、气鼓之类。治宜疏利三焦，决通水道。

六、胀病的鉴别诊断

《灵枢·水胀》曰："黄帝问于岐伯曰：水与肤胀、鼓胀、肠覃、石瘕、石水，何以别之？岐伯答曰：水始起也，目窠上微肿，如新卧起之状，其颈脉动，时咳，阴股间寒，足胫肿，腹乃大，其水已成矣。以手按其腹，随手而起，如裹水之状，此其候也。黄帝曰：肤胀何以候之？岐伯曰：肤胀者，寒气客于皮肤之间，然不坚，腹大，身尽肿，皮厚，按其腹，窅而不起，腹色不变，此其候也。黄帝曰：鼓胀何如？岐伯曰：腹胀身皆大，大与肤胀等也。色苍黄，腹筋起，此其候也。肠覃何如？岐伯曰：寒气客于肠外，与卫气相搏，气不得荣，因有所系，癖而内著，恶气乃起，瘜肉乃生。其始生也，大如鸡卵，稍以益大，至其成，如怀子之状，久者离岁，按之则坚，推之则移，月事以时下，此其候也。石瘕何如？岐伯曰：石瘕生于胞中，寒气客于子门，子门闭塞，气不得通，恶血当泻不泻，衃以留止，日以益大，状如怀子，月事不以时下，皆生于女子，可导而下。"

本节经文所述水肿、肤胀、鼓胀三者有水肿、气胀之分。水肿之症，一般是浮肿先现目下，颈脉动，时咳，渐次发展至腹部胀大。本节所论"肤胀"，似指气胀而言。所论"鼓胀"，从其"腹胀身皆大""色苍黄、腹筋起"等症进行判断，实为气滞、血瘀、水停等综合因素所致，一般多见于肝硬化、血吸虫病、癌瘤等疾病所出现的腹水体征。至于文中所述水肿、气胀用手按以进行鉴别诊断的方法，临证时应结合实际病情进行检查。一般是：水肿腹胀，按其足胫部凹陷不即起；按其腹部，如按水囊，而且皮薄色泽。因气所致之腹胀，叩其腹部，中空有回响者；按其腹部，如按气囊；按足胫部皮肤，没有凹陷不即起的情况，而且皮厚、肤色不变。这是区别水肿、气胀的重要方法。

肠覃、石瘕都为腹内有积块形成，以致腹部膨胀，如怀子之状。然其发病原因及症状特点：肠覃为寒气客于肠外，气滞血瘀，形成肉积块；石瘕为寒气客于胞中，败血留止而成积块。由于一在肠外，一在胞中，故肠覃月事以时下，石瘕月事不以时下，有此不同。

以上《内经》对热病、胀病和痿、痹等病证的认识，大部分都列举了脏腑症状，有些病证还列了十二经络症状，有人怀疑它这样机械式地铺叙，不切实际。我个人的意见是，我们通过《内经》的叙述可以看到古人对于疾病的认识是非常丰富的，五脏六腑、十二经络在当时便是一种提纲挈领的分类法，可以看作是人体的纲领，也可当作是生理系统。故在每一种病，根据脏腑性质、经络部位等，靠直觉的症状观察来做分类、判断。例如看到口苦、筋挛、胁痛、肤满等就认作是肝，看到烦心、心痛、短气、卧不安等就认作是心，这样抓住主症便于在治疗上全面照顾。所以浅显点说，前人按脏腑、十二经来分类，和西医学按消化、循环等系统分类具有同一意义；深一层说，分类是科学的第一步基础工作。不可否认,《内经》在很早以前就有了卓越的思想，我们应该在临床上善于运用这些方法来进行诊治。